郑虎占　王秋华◎编著

中药合理应用

二十讲

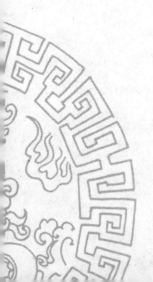

全国百佳图书出版单位

中国中医药出版社

图书在版编目（CIP）数据

中药合理应用二十讲 / 郑虎占，王秋华编著 . —北京：中国中医药出版社，2014.6（2019.7重印）

ISBN 978–7–5132–1891–7

Ⅰ.①中… Ⅱ.①郑… ②王… Ⅲ.①中草药—用药法

Ⅳ.① R28

中国版本图书馆 CIP 数据核字（2014）第 078885 号

中 国 中 医 药 出 版 社 出 版

北京经济技术开发区科创十三街31号院二区8号楼

邮政编码 100176

传真 010 64405750

三河同力彩印有限公司印刷

各地新华书店经销

*

开本 710×1000 1/16 印张 12 字数 146 字

2014 年 6 月第 1 版 2019 年 7 月第 3 次印刷

书号 ISBN 978–7–5132–1891–7

*

定价 36.00 元

网址 www.cptcm.com

如有印装质量问题请与本社出版部调换（010–64405510）

内容提要

　　该书从辨证用药、辨体质用药、辨药性用药、辨品种用药、辨部位用药、辨产地用药、辨采收时节用药，以及注意贮存，掌握炮制加工，严格用量，合理配伍，选择适当剂型、煎服方法，加强服药后病人护理等方面，针对十九类不同功效的中药临床合理应用做了详细的介绍。具有较高的实用价值，可供中医师、中药师、中医药院校学生及中医爱好者参考。

前　言

　　人不明理，不可以学医；医不明理，不可以用药。临床合理用药，至关重要。

　　证候有寒热虚实之别，药性有温凉补泻之殊。用药须凭证候，寒者热之，热者寒之，有余者泻之，不足者补之，方克有济。若不明证候，寒热不别，虚实不辨，用药则寒热舛错，补泻逆施，鲜不误人。故用药须首明证候，药证相应，此合理用药之第一也。

　　人有长幼之分，男女之别，强弱之异。不同人群，体质各别，《内经》分阴阳二十五人，今人分体质为九种。体质不同，同感外邪，需区别用药，年少体壮者可投峻药，年老体弱者宜予缓剂。《内经》云："胃厚色黑，大骨及肥者，皆胜毒，故其瘦而薄胃者，皆不胜毒。"此论告诫今人，不同体质，对药物耐受性不同。故临床用药需辨体质以用药，此合理用药之第二也。

　　药物与人殊体，而人借以养生疗病者，何也？清代医家徐大椿在《神农本草经百种录》中谓："凡物之生于天地间，气性何如，则入于人体，其奏效亦如之。盖人者，得天地之气和以生，其气血之性，肖乎天地，故以物性之偏者投之，而亦无不应也。"就是说，药物质地轻者，易于升浮，其进入人体，亦擅走上焦或升提气机；质地重者，易于沉降，其进入人体，亦擅走下焦或沉潜逆气。辛夷与众木同植，必高于众木而后已，其性专于向上，故进入人体，能升达清气，宣通鼻窍，祛头风脑痛。茯苓伏藏地下，无枝无叶无花无果，其气全在下，人服之能沉降气机，渗湿利水、宁心安神。用药须谙熟药性，此合理用药之第三也。

药材市场，时见伪品。如升麻一药，《中国药典》品种为毛茛科植物大三叶升麻 *Cimicifuga heracleifolia* Kom.、兴安升麻 *Cimicifuga dahurica* (Turcz.) Maxim. 或升麻 *Cimicifuga foetida* L. 的干燥根茎，功能发表透疹，清热解毒，升举阳气。但广东地区，医者习惯将广东升麻作为升麻使用，广东升麻是菊科植物麻花头 *Serratulachinsis*.S.Moore 的干燥块根。《广东中药志》记载其功能为"发痘疹，解毒"。该品种没有升举阳气的作用，故不辨升麻品种之实，而欲用广东升麻升阳举陷者，实不可能。中医用药不可不辨品种，此合理用药之第四也。

药王孙思邈指出"药出州土"，强调药材质量与产地关系甚密。植物药与环境息息相关，生长环境的温度、光线、湿度、土壤成分等，无不影响药材质量。东北的人参，新疆的紫草，内蒙古的甘草，甘肃的当归，四川的附子，广东的砂仁，河南的地黄等，皆为道地药材。如黄连以四川产者为优，其中的味连，药材多聚集成簇，常弯曲，形似鸡爪；雅连多为单支，略呈圆柱状，较细小；云南产的云连，质量次之，药材呈弯钩状，多为单支，较细小。植物药又有宜山谷者，难混家园所栽，芍药、牡丹皮为然；或有宜家园者，勿杂以山谷所生，菊花、桑白皮是尔。地胜药灵，临床用药应注意区分产地，此合理用药之第五也。

药物产地重要，采收亦然。同样以枝入药，春采与秋采，性气显然有别；同样用果实入药，幼果与成熟果实，气味截然不同。《千金翼方》指出：药物"不依时采取，与枯木无殊，虚废人功，卒无裨益"，足见药物采收之重要性。如桑叶需采经霜者，桑叶经霜与不经霜者比，经霜者叶片薄，颜色暗，叶脉坚硬。款冬花，百草中惟此不顾冰雪，最先春也，虽在冰雪之下，至时亦生芽，春时人采以代蔬，入药须微见花者良，如已芬芳，则都无气力，所以款冬花宜用花蕾入药。鉴于药物采收之重要，李时珍谓："动植形生，因地舛性；春秋节变，感气殊功。离其本土，则质同而效异；乖于采取，则物是而时非。名实既虚，寒温多谬，施于君父，逆莫大焉。"所以知晓药物采收时节，此合理用药之第六也。

植物药，因入药部位不同，作用有别。枝达四肢，皮可走皮，藤擅通络，心入心经，干行脏腑。故临床用药，可根据病证部位不同选用不同的入药部位，肢体痛用桑枝、桂枝等，水肿、尿少用茯苓皮、大腹皮等，经络气血运行不畅、肢体不遂，用鸡血藤、海风藤等，心悸失眠用莲子心、竹叶卷心等。区别入药部位而用药，此合理用药之第七也。

中药采收入库，储藏以供临床所需。临床用药，有宜用新品者，有宜用陈久者。半夏、陈皮、枳实、枳壳、吴茱萸、麻黄、狼毒、芫花、神曲、棕榈、自然铜等药，宜用陈久者。其余药物，多以新品入药为佳。现代研究表明，金银花、穿心莲等药，其有效成分随贮存时间延长而含量逐年递减。所以多数药物，应注意使用当年新产者，力避陈腐之品，以免"朽药误新方"，影响疗效。熟悉药物贮存之久暂，此合理用药之第八也。

中药炮制，有减毒、增效、改变药性、拓宽治疗范围等作用。如巴豆油有强烈致泻作用，炮制巴豆，去油制霜，意在减缓其泻下之力，以便于驾驭药性。又如大黄生用，长于泻下攻积，主治实热便秘，但可能遗留上焦热邪，若用酒制，酒性升提，酒大黄进入人体，先达上焦，然后缓缓下行，引上焦热邪自大便而去。掌握炮制对药性的影响，此合理用药之第九也。

中药有丸、散、膏、丹、汤、酒等剂型，剂型不同，药性有异。丸者缓也，因病不能速去，取其舒缓，逐渐成功。汤者荡也，去暴病用之，去大病用之。散者散也，去急病用之，其不循经络，去胃中及脏腑之积用之。膏者胶也，力大滋补胶固，去久病用之，取其如饴。酒剂气烈味浓，早晚频服，经络速达，或攻或补，并著奇功。临床用药，应因病因证以选剂型。同样一种剂型，因规格不同，药性也有区别。如丸剂，《本草蒙筌》谓："治下焦疾者，如梧桐子大（极大而光且圆）；治中焦疾者，次之，如绿豆大；治上焦疾者，极小，如米粒大。"可见，中药剂型使用的恰当与否，亦与效用相关，此合理用药之第十也。

中医用药，有单味药应用的，称单行。病情轻浅，宜用单味药治之，药专力厚，自有奇功。病情危重，亦宜投以单味药，单刀直入，不做配伍，以免掣肘之患。若病证复杂，则需合数药而成方。中药配伍原则，《内经》提出君臣佐使，《神农本草经》记载七情和合，后世补充大、小、缓、急、奇、偶、复七剂。合理配伍能增效、减毒，如相须、相使、相畏、相杀，不合理配伍可能减效、生毒或增毒，如相恶、相反以及十八反、十九畏等。配伍是中医用药最需深究的内容之一，此合理用药之第十一也。

中医用药之秘，秘而不传，秘在用量。柴胡有和解少阳、疏肝解郁、升举阳气等功，若用之和解少阳宜用 15g 以上，疏肝解郁 6～12g 为宜，升举阳气 6g 以下即可。又如龙胆草，性味苦寒，量大伤脾败胃，但小剂量使用（1～2g）反能健胃。再如红花，《本草备要》记载："少用养血，多用行血，过用能使血行不止而毙。中医用药，用量至关重要，量小则难收其功，量大则反受其害。所以临床用药，需根据病证浅深、体质强弱、病程长短、药物功用、药性缓峻、药物新陈等，综合分析，慎重定量，此合理用药之第十二也。

中药煎煮，向受重视。清代医家徐大椿《医学源流论》："煎药之法，最宜深讲，药之效与不效，全在乎此。夫烹饪禽鱼羊豕，失其法度，尚能损人，况药专以治病而可不讲乎？"就煎煮程度而言，补益药宜久煎，发表药宜轻煎。质地坚硬、质重的药宜久煎，轻虚的药宜轻煎。有毒药久煎以减毒，气味芳香之品轻煎以存性。就煎煮用水而言，治消渴病药宜用泉水煎煮，治小便不利药宜用急流水煎煮，治奔豚病的药宜用甘澜水煎煮，治寒热错杂证药宜用阴阳水（冷水与沸水各半混合）煎煮，等等。煎药之法，不可胜数，深思其义，如法为之，当能应验，此合理用药之第十三也。

中药服法，并非细事，宜热宜冷，宜多宜少，宜早宜晚，宜缓宜急，宜饱宜饥，各有法度。如发表药宜热服，利水药宜凉服，补阳药宜晨起服，补阴药宜晚间服，治上焦病及对胃肠有刺激的药宜饭后服，治下焦病及补益药宜饭前服，利咽药宜少量而频服，泻下药宜大量而顿服，服丸剂当从小剂量开始，服酒剂宜常令酒气连续不断，等等。服法甚多，不一而足，皆关乎效用，诚如徐大椿在《医学源流论》中所说："病之愈不愈，不但方必中病，方虽中病，而服之不得其法，则非特无功，而反有害，此不可不知也。"此合理用药之十四也。

用药护理，宜辨证施护、辨药施护。如肺病咳嗽，《内经》告诫，忌寒衣寒饮食。又如脾虚气陷证，东垣用药，升阳益胃，护理强调饮食宜进少量美味以助中气之升发，慎不可淡食以损药力，又不能多食使胃气不得转运，且勿大劳役使脾胃得安静尤佳，此与当今中医用药不别证候而一味强调用药期间需"清淡"饮食者不同。辨药施护方面，如发散风寒之剂，服药后，欲其风寒外出，必热服，或温服兼啜热粥，同时暖覆其体，令药性行于营卫，热气周身，夹风寒而从汗解。若半温半冷服之，且当风坐立或寂然安卧，则药留肠胃，不能发汗，风寒即难以外解，营气反为风药所伤矣。用药护理内容颇多，不独饮食护理，尚有起居护理、房事护理、情志护理等，如服解郁安神药若不能安心静养，服补肾药尚且恣情纵欲，服祛风药不能居于密室，药物皆难为力。用药期间，正确护理，此合理用药之第十五也。

中药现代研究已逾百年，品种鉴定、成分分析、药理研究、毒性试验等，日新月异，成绩显著，其中不乏有益于临床合理用药之内容。如香附功能疏肝解郁，理气调经，为女科之主帅、气病之总司，系妇科常用药。现代研究表明，该药有雌激素样作用，妇科临床若使用香附，既考虑其调经之功，又参考其具有雌激素样作用而用之，应能稳妥取效。再如延胡索，有活血行气止痛作用，现代药理研究表明有抗抑郁、镇静作用。对于失眠已久或抑郁症长期不愈者，从久病多瘀的角度考虑，可以选用延胡索，从现代研究角度亦可使用延胡索。中西医结合让用药既合乎传统中医之理，又合乎现代研究之理，对于提高中药合理应用水平，应有帮助，此合理用药之第十六也。

本书药味无多，对每药概括要点，议论发微，阐述药性，兼述经验，以备临床用药时参考。鉴于本人水平有限，书中不足之处，敬希同道指正。

郑虎占

2014 年 5 月 16 日于北京

目 录

第一讲

用中医药理论指导临床合理用药

中药是在中医理论指导下用以防病治病的药物，临床应用中药时，只有接受中医药理论的指导，让用药合乎中医药理论，才能做到用药的安全和有效，达到防治疾病的目的。

辨证论治指导合理用药

辨证论治是中医药学的核心理论。中医临床用药，首先将望、闻、问、切四诊收集到的资料进行辨证，再据证而拟定治法，然后依法而遣药组方，这是中医用药的基本思路。

准确辨证，并以此指导用药，就能取得理想的疗效。痤疮是青少年的常见病、多发病，常见证型是风热上攻，所以升麻葛根汤与五味消毒饮合方加减，以疏散风热，清热解毒，多有疗效。笔者曾经治一痤疮患者，每天晨起，均有 3～5 个新疮疖出现，甚为苦恼，经美容院"美容"半年罔效，后就诊于中医。笔者详细询问病情，患者系一大学负责人，面色黑青，用心太过，时时欲眠但又难以入眠，气短乏力而又烦躁不安，据此辨证属于《金匮要略》中所说的"狐惑之为病，状如伤寒，默默欲眠，目不得闭，卧起不安"之甘草泻心汤证，遂投甘草泻心汤加减，清热解毒，健脾除湿，一周后复诊，痤疮消去大半，续服药一周巩固疗效。半年后随访，面部皮肤光润。本例患者的治疗，全未用治疗痤疮常用经验药如金银花、连翘、蒲公英、野菊花等，而是从整体辨证用药入手，应手而效，说明辨证指导用药的重要性。

辨证不准或不辨证用药，轻则无效，甚则出现不良反应。笔者初学中医时，对辨证指导用药认识不足，经验更不足。当时看到有一份专业杂志报道，用儿茶治疗腹泻，成人每日服用 6～9g，据称治疗 110 例，疗效满意。阅后眼睛发亮，觉得如此大的样本量得出的结论，应有较高的可信度。此后不久，遇到一位腹泻患者，遂按照报道所说，给患者开儿茶服用，两天后患者到医院复诊，称药后腹泻丝毫未减，后转诊一老中医，辨证属脾虚湿盛证，给予参苓白术散和五苓散合方加减而愈。儿茶性凉，治疗湿热泄泻应有较好效果，而笔者当时没有辨证，将其用于脾虚湿盛泄泻，其寒凉之性反有碍脾胃之运化，故用药无效。

当今，中药的不良反应被炒得沸沸扬扬，西方杂志的报道尤多。姑且西方人是看到了或感受到了中药不良反应，但为什么不良反应在西方出现率高呢？除却人种的体质差异外，主要原因应是西方人不能够真正做到用中医药理论指导临床合理用药，中药之应用，若不合乎中医之理，产生不良反应就在所难免了。因此中医师用药，执业药师向患者推荐非处方药，都必须首先辨证，强化辨证意识，学习辨证技巧，积累辨证经验，然后才有可能正确的、合理地使用中药。

整体观念指导合理用药

整体观念是中医学的又一特点。整体观念理论告诉我们，使用中药不能简单的头痛医头，脚痛一脚，要分析某一症状是由什么脏腑、经络发生病变所导致的，然后选用调理相应脏腑功能的中药去治疗。如头痛一症，治疗时固当止痛，中医认为"头痛必用川芎"，但又不能只用川芎一药，要遵循整体观念，寻找头痛的根源，头痛与脏腑经络的联系，如偏头痛多属少阳胆经病变，加用柴胡；前额头痛多属阳明胃经病变，加用白芷（偏寒者）、石膏（偏热者）；后头痛多属太阳膀胱经病变，加用羌活；头顶痛多属厥阴肝经病变，加用吴茱萸（阴寒内盛者）、藁本（外寒者）等。这样，在整体观念理论指导下，综合治疗，标本兼顾，用药全面、合理。

外感热病如急性传染病，当邪气进入肺胃气分时，表现为高热不退，不恶寒，但恶热等，治疗重在清解气分热邪，用白虎汤、银翘散合方加减，多能取效。笔者临床根据中医整体观念理论，对此等病证的治疗，认为肺与大肠相表里，胃与大肠同属阳明经，且上下毗邻，所以在治疗外感肺胃气分高热时，不仅用清解肺胃气分热邪的药，也往往佐以大黄泻热通便，导肺胃气分热邪从大便排出体外，能够缩短疗程，提高疗效。

古今名医用药，犹如用兵，犹如博弈，不仅看一步，且根据疾病的发生与发展，多环节用药，故有些药物看似与病无涉，实则或杜绝发病之源，或控制疾病传变，匠心独具。医圣张仲景《金匮要略》："见肝之病，知肝传脾，当先实脾……中工不晓相传，见肝之病，不解实脾，惟治肝也。"这是中医整体观念指导临床合理用药的明训。

三因制宜指导合理用药

三因制宜即因人制宜、因时制宜、因地制宜，用三因制宜理论指导临床用药，反映了中医用药的灵活性。

人的体质有强弱之分，年龄有长幼之别，性别有男女之异，境遇有劳心劳力之不同，所以用药必须因人而异。同一药物，儿童与老人用量宜小，中壮年人用量宜大，体质强者宜大，体质弱者宜小等。如黄芪一药，功能补气升阳，朱丹溪谓："肥白而多汗者为宜，若面黑形实而瘦者，服之令人胸满。"笔者根据朱丹溪这一论述，临床使用黄芪，遇到面色白气虚者，敢于放胆使用，若遇到面黑形瘦者，即便有气虚征象必须用黄芪者，用量较小且再三斟酌。所以中药的合理使用，必然要相人体质，因人制宜。

人与自然息息相关，自然界中，春生、夏长、秋收、冬藏，万物如此，人在气交之中，治病用药，俱当与此相应，即因时制宜。金代医学大家李东垣在《脾胃论》中说："凡治病服药……必本四时升降之理，汗、下、吐、利之宜。大法春宜吐，象万物之升发，耕耨科斫，使阳气之郁者易达也。夏宜汗，象万物之浮而有余也。秋宜下，象万物之收成，推陈致新，而使阳气易收也。冬周密，象万物之闭藏，使阳气不动也……故冬不用白虎，夏不用青龙，春夏不服桂枝，秋冬不服麻黄，不失气宜。"就是说，临床要合理用药，不仅应辨证用药，还应辨时用药，用寒远寒，用热远热，即寒冷的冬季一般不用寒凉药（冬不服白虎汤），炎热的夏季一般不服温热药（夏不用大小青龙汤），这是中医用药的一个基本原则。

因地制宜对临床合理用药也有一定的指导作用。我国南方气候炎热，外界热邪易于侵袭人体，因而宜用药性偏凉之品，如广东凉茶在当地颇受医患欢迎，而该凉茶在我国北方，使用范围就很有限了。因此，合理用药还需因地制宜。

药性理论指导合理用药

药性理论是指导临床合理用药的基本理论。每一味药都有自身的药性特点，如何充分发挥其药性，使之防病治病，就需要用药性理论来指导。

药性理论认为，辛甘化阳，甘寒生津等。据此，临床见到阳虚证就要用辛味药与甘味药配伍，如桂枝味辛，甘草味甘，两药合用，可以通阳化气，治疗心阳虚证之心悸、怔忡等。又如临床见到阴津亏虚证，根据甘寒生津的药性理论，就要用味甘之品与性寒之药配伍来组方，如《温病条辨》中治疗"燥伤胃阴"的玉竹麦门冬汤，即由玉竹、麦门冬、沙参、甘草等甘寒之品组成。

药性理论还认为，药物进入人体具有升降浮沉的不同作用趋势，药性升浮者能够治疗病势向下的病证，沉降性药能治疗病势向上的病证。根据这一理论，临床用药，凡病势向上的肝阳上亢、心火上炎等病证，应使用沉降性药，如质重沉降之珍珠母、代赭石等可以治疗肝阳上亢证，苦寒沉降之木通、黄连、生地等可以治疗心火上炎证。凡病势向下的脏器下垂、久泻久痢等病证，应使用升浮类药如黄芪、柴胡、升麻等治疗。

归经理论是药性理论的重要组成部分，中医临床用药，无时不接受归经理论的指导。如肺热当用归肺经的黄芩、桑白皮、地骨皮等清肺热，心火则用归心经的黄连、栀子、竹叶等清心火，肝火则用走肝经的龙胆草、夏枯草、芦荟等清泻肝火，肾经虚火则用走肾经的知母、黄柏、泽泻等清泻相火，等等。如果用药不本归经理论，肺经病而用入走肾经的药物治疗，肝经病而用归心经的药物治疗，药物不达病所，是很难取得理想疗效的。

药物的有毒与无毒也是药性理论的范畴，这对于临床安全用药具有重要的指导作用。对于有毒药物或药性峻猛者，临床使用时，用量要小。2001 年笔者目睹一位 60 岁的男性心脏病患者，服用辛热有毒的附子 10g，药后数日，死于其毒副作用。又，10 年前有一位学生，下午不慎服用药性峻猛的巴豆 1/3 粒，是夜腹泻竟有十余次之多。

至于药性平和的药物，就可以大量使用，如白茅根性味甘淡微寒，功能清热凉血、利尿通淋，生津止渴，笔者用本品 60g 治疗小便灼热、舌红苔黄者，不论是前列腺炎引起的，还是泌尿系感染引起，均有良好效果。又如山药一味，药性甘平，功能补脾益气，笔者重用 60g 山药，与平胃散同用，治疗胃肠功能紊乱之腹胀满、食少等，取效甚捷，可谓平中见奇。当今社会，医疗纠纷不断，要最大限度保证中药应用的安全，就应时刻注意以中药的毒性理论指导用药。

配伍理论指导合理用药

中医临床用药，单味药使用得少，配伍成复方使用得多，所以配伍理论是指导临床合理用药的重要理论。

　　《神农本草经》中记载有七情配伍理论，即单行、相须、相使、相畏、相杀、相恶和相反。其中相须和相使属增效配伍，相恶属减效配伍，相畏和相杀属减毒配伍，相反则是生毒与增毒配伍。根据配伍对药物疗效、毒性影响的理论，我们临床用药应最大限度地利用增效配伍、减毒配伍，避免增毒配伍、减效配伍，提高临床疗效，降低毒副作用。

　　在十八反、十九畏的配伍中，虽然现今有报道认为某些"畏""反"药不是绝对不能配伍使用的，如丁香与郁金，甘遂与甘草等，但《中国药典》将大部分"畏""反"配伍列为配伍禁忌，所以"畏""反"药原则上是不能配伍使用的，假如将其同用，一旦出现不良反应，发生医疗纠纷，诉诸法庭，其法律责任是难以推卸的。

　　《黄帝内经》中的君、臣、佐、使理论是中医用药的主要配伍理论，"君药"是发挥疗效的主要药物，处方中必不可少。"臣药"是辅助君药发挥疗效的。"佐药"在复方中具有重要的作用，如用大队寒凉药清热，为防其过寒伤阳，而用少量温热药为佐，顾护阳气，以监制寒凉药之偏。"使药"具有调和药性与引药达病所的作用，有时在处方中也发挥很重要的作用，如笔者治疗一例前列腺炎患者，其临床表现有会阴胀坠、小便不适、小腹隐痛、腰胯弛痛等，辨证属于肾虚兼肝经湿热，先用清热利湿、补肾之剂，效果不明显。复诊时考虑，肝经绕阴器、抵少腹，前方所以效果不理想，与药物不能有效地到达病变部位有关，二诊处方于原方加入肝经引经药柴胡3g，领药达于病所，药后症状迅速缓解。

　　中药配伍是有规律可循的，要使临床用药合理，就要遵其规律，理、法、方、药丝丝入扣，病无不去。

用法理论指导合理用药

中医临床用药，不仅辨证准确，用药精当，还需要用法合理。清代医家徐大椿《医学源流论》："煎药之法，最宜深讲，药之效不效，全在乎此……大都发散之药，及芳香之药，不宜多煎，取其生而疏荡；补益滋腻之药，宜多煎，取其熟而停蓄，此其总诀也。故方药虽中病，而煎法失度，其药必无效。"可见，煎药方法的正确与否也是合理用药的重要一步。笔者在临床用药时，对治疗感冒、咳嗽以及皮肤病的药，嘱患者煎药时间不宜长，一般要求武火烧开锅，文火煎煮 5 ~ 10 分钟即可。对于补益类药，或治疗下焦病如前列腺炎等的药物，则要求煎煮时间长，开锅后文火煎煮 30 ~ 40 分钟，若大队补肾药则可煎煮 40 分钟以上。至于先煎、后下、另煎、烊化等，都是合理的煎法，医师、药师均应注意。

中药的合理应用还包括合理服药。一般的合理服药方法是，治疗上焦病、皮肤病、感冒、咳喘等的药物以及对胃肠有刺激的药物应在饭后服；治疗下焦病、虚损病、消化不良的药，在饭前服；治疗失眠的药应在睡前服；李东垣对于补气健脾升阳类药的服用，多要求"食远服"，即两餐之间服。徐大椿《医学源流论》："病之愈不愈，不但方必中病，方虽中病，而服之不得其法，则非特无功，而反有害，此不可不知也。"可见，服药合理与否，也影响着药物的疗效及毒副作用。

中药是中医治病的主要工具，合理应用则事半功倍，不合理应用，不仅无效，或可偾事。如何合理应用？由上述可知，既要有扎实的中医药基本理论，也要谙熟药性及用法，医药兼明，用医理指导用药，让用药紧扣病证，斯为合理用药。

第二讲
解表药的合理应用

解表药是以解散表邪、治疗表证为主要作用的药物。解表药因药性之别，可分为辛温解表药和辛凉解表药两类，前者主治风寒表证，后者主治风热表证或温病初起，两类药均可用于现代医学中的感冒、流行性感冒等常见病的防治。解表药属祛邪药，合理应用能够发散表邪而不伤正气，那么如何做到合理用药呢？可以从以下几个方面入手。

【辨证候用药】

中医用药,首先要使药物合乎证候之理。就解表药而言,是以主治表证为主,表证病程短、脉浮（邪在肌表,正气抗邪于表而脉浮）。所以对于新感疾病且脉浮有力属于表证者,首要考虑使用解表药发散外邪,邪去则病愈。如遇病程长且脉沉者属于里证者,当慎用解表药。里证误用表散药,可耗散正气,贻误病情。正如《本草害利·泻膀胱猛将》论述羌活、独活道:"若血虚头痛,遍身疼痛,骨痛,因而作寒热者,俱属内伤证,二活皆是风药,能燥血,均忌。误用必反剧。"

解表药固可治疗表证,但又当区分病证性质属风寒还是风热而区别用药。属风寒表证者,用辛温解表药发散风寒,属风热表证或温病初起者,用辛凉解表药发散风热。若风热表证误用辛温解表药,一可导致汗出过多,阴液损伤,二可因药性温热反助温热之邪,加重病情。风寒表证误用辛凉解表药,药性之寒凉可以冰伏邪气,使邪困于表,不得发越,延误病期。所以辨证候应用解表药是合理用药的基本准则。

【辨体质用药】

解表药多具有发汗祛邪的功能,应用于体质虚弱者可致汗出过多,正气不支,所以应用解表药时还要照顾患者体质。素体壮实者,可以大量应用解表药,一举祛邪。素体虚弱者,以及老人、妇女、小儿等,需要小量应用,缓缓图效,使邪祛而正不伤,始为合理。

【辨品种用药】

中药存在多品种现象,品种不同,有效成分含量不同,药性有别,因此需要区别应用之。如解表药葛根,有野葛根和甘葛根（粉葛根）两个品种,其主要有效成分均为葛根素,文献报道,野葛根中葛根素的含量是甘葛根的 8 ~ 10 倍。葛根素具有抗炎解热、降血糖、改善心脑供血等药理作用,所以就利用葛根素的活性言,应考虑使用野葛根。再如菊花有黄菊花（怀菊花）和白菊花（杭菊花）之分，二者虽皆能疏散风热、清肝明目，但黄菊花疏散风热优于白菊花，白菊花清肝明目胜于黄菊花。又如柴胡分南柴胡（狭叶柴胡）、北柴胡（柴胡），南柴胡疏肝解郁效佳，北柴胡疏散风热、和解少阳功良，等等。临床正确区别不同品种的药性与功用以区别应用之，是提高临床用药效果的一个环节。

【辨入药部位用药】

同一种药物，入药部位不同，药性、功用有异，故临床应用时需要区分。就解表药防风而言，防风芦有催吐作用，"身，去身半以上风邪；梢，去身半以下风邪"（《汤液本草·卷之三·草部》）。所以防风的芦、身及梢应该根据病情分别使用。又如紫苏叶质轻升浮，发散风寒宜之，紫苏梗善于理气宽中（梗能理气），脾胃气滞、胸脘痞闷者宜之。同理，薄荷叶长于发散风热，薄荷梗长于疏肝理气。荆芥也应分部用药，荆芥穗在上，祛风解表之力大于荆芥，故表证重者用荆芥穗，轻者用荆芥，等等。假如用紫苏、薄荷，处方不注明紫苏叶、薄荷叶、紫苏梗、薄荷梗，说明中医本身就未曾研究药性之理，怎能保证用药合理呢？

【辨药性用药】

辨药性用药就是辨明药物气味、归经、升降浮沉及毒性，以及药性的峻猛和缓和等，然后合理应用之。如解表药麻黄，其质轻，轻可去实；形中空，中空发散；其味辛，辛能散能行，故综合麻黄的形、质、味，知其发汗力量峻猛，可用于风寒表实无汗证，体虚患者慎服。又如桂枝，以嫩枝入药，以其"嫩"而善于升发表散；其味辛而能散；味甘而能缓，故桂枝发散之中兼有甘缓之性，虽发汗而不似麻黄发汗之力峻猛，发散相对和缓；且因味甘能补，故既可用于风寒表实无汗证，又可用于风寒表虚有汗证。他如荆芥味辛不烈、性温不燥，虽长于治风寒表证，也可治风热表证的药性特点亦需掌握。临证要想做到合理用药，非明辨药性不可。

【辨炮制品用药】

解表药中的麻黄，常用炮制品有生麻黄、蜜炙麻黄和麻黄绒。生麻黄发汗力猛，蜜炙麻黄长于宣肺止咳平喘，麻黄绒发汗力量和缓，故风寒外感宜生麻黄，外感咳喘宜用蜜炙麻黄，体弱及年老患者罹患风寒表证宜用麻黄绒。柴胡常用炮制品有生柴胡和醋柴胡，前者长于疏散退热、升举阳气，后者以疏肝解郁擅长。葛根有生葛根和煨葛根两种，煨葛根以止泻为优，生葛根以发表解肌、生津止渴为长。尤需注意的是蔓荆子，法定炮制品有生蔓荆子和炒蔓荆子两种，炒蔓荆子品《中国药典》要求炒黄，但现今的炒品多是炒炭品，研究表明蔓荆子炭发散力弱（挥发油含量：生品0.128%，炒焦品0.079%，炒炭品0.017%），镇痛力弱（治头痛生品1.5g显效，炒品30g显效）。所以临床应用生品蔓荆子较合理。

【合理配伍用药】

解表药中常用的配伍，如麻黄配桂枝发汗力量加强（麻黄无桂枝而不汗），宜于风寒表实无汗证；桂枝配芍药发表解肌、调和营卫，宜于风寒表虚无汗证；羌活配独活祛风除湿，可治一身上下之痹痛；荆芥配防风祛风止痒，可治风寒表证及皮肤瘙痒；防风配黄芪益气祛风，治虚人中风适宜；苍耳子配辛夷宣通鼻窍，治鼻渊头痛功良；桑叶配菊花疏散风热、清肝明目，可治风热表证、温病初起或肝热目疾，等等。解表药不适宜的配伍如细辛反藜芦、大葱反蜂蜜，"防风恶干姜、白蔹、芫花，畏萆薢"（《本草从新·卷一》）等。

此外，解表药属风药，轻扬上升，用以治疗头痛时，需要根据头痛部位而做合理配伍，《得配本草·卷二·草部》："头痛不有使药以为之引，则无效。然引经各有专司，勿得混用。阳明痛（笔者注：前额头痛，下同）当用白芷，少阳痛（两侧头痛）应用柴胡，太阴痛（头重痛而有痰）苍术为宜，厥阴痛（颠顶头痛）川芎有效，少阴痛（头痛悠悠）细辛略用，太阳痛（后头痛）藁本奏功。"就是说不同部位的头痛，要配伍不同的引经药。蔓荆子也为治疗头痛要药，《本草新编·卷之四》："蔓荆子佐补药中，以治头痛尤效。"可见，合理配伍是提高疗效的技巧之一。

【合理剂量用药】

解表药用量过大，汗出过多，伤损正气，用量过小，汗出不彻，祛邪不力。其中特别需要注意剂量的有麻黄、细辛两味药。《中国药典》规定麻黄内服用量 2 ～ 9g，但部分药房、药店要求每剂药不得超过 3g，实际上《中国药典》剂量范围对于成人是安全的。《中国药典》规定细辛内服用量 1 ～ 3g。传统中医认为"辛不过钱""辛不过五（分）"，所以细辛入汤剂每日应在 3g 以下，入散剂应在 1g 以下比较安全。《得配本草·卷二·草部》："其性极辛烈。气血两虚者，但用一二分，亦能见效，多则三四分而止。如用至七八分以及一钱，真气散，虚气上壅，一时闷绝。"其用量不可不慎。

【合理剂型用药】

汤者荡也，祛邪力强。解表药适宜做汤剂，一汗而祛邪外出。散者散也，解表药也可做散剂，利于发散表邪。芳香气味浓烈者，如香薷、白芷等，入散剂尤宜。需要注意，细辛一般不做散剂，入散剂务须注意毒性。另外，鹅不食草久嗅有刺激性，部分患者内服可能出现呕恶现象，故用该药治疗鼻渊时，适宜做吹鼻剂以宣通鼻窍。苍耳子治疗鼻渊既可做汤剂，更宜做滴鼻剂，用 30g 苍耳子，以 100ml 芝麻油将其炸焦黑，取油滴鼻，有良效。

【合理煎服方法】

解表药不宜久煎，煎煮时间长则有效成分散失，药效降低。解表药适宜饭后服、温服，如果饭前服，药性因进食影响而下趋，不利走表。如果凉服，因寒主凝滞，妨碍发散。此外，麻黄、葛根煎煮时应先煎去上沫，薄荷应后下，辛夷应包煎，牛蒡子应打碎入煎剂等。在服法方面，香薷用于发散风寒应温服，利水消肿应水中沉冷服。

解表药系散邪之品，用药疗程以邪散病去为度，不可盲目以巩固疗效为由而用药过量，过则伤正。诚如《本草新编·卷之四》论述辛夷的疗程谓："辛散之物多用，则真气有伤，亦可暂用而不可久服。总之，去病即已，不可因其效甚而纵用之，非独辛夷之为然也。"再如麻黄"多服令人虚"，紫苏"久服泄人真气"，生姜久食"积热患目"，胡荽"多食昏目、耗气"，薄荷"多服久服，令人虚冷"，等等，皆需注意。

【用药合理护理】

解表药服用后的护理需要做好起居、饮食护理。起居护理：药后应加衣被取汗，取汗以遍身漐漐汗出为度（注意遍身），使邪随汗出，但"不可令如水淋漓"。汗后需避风，防止因汗后腠理开泄，导致复感。同时注意休息，养护正气，逐邪外出。饮食护理：宜多饮暖水，资助汗源，并清淡饮食，若多食油腻之品，壅塞营卫之源脾胃，营卫之源壅塞则不利于营卫解利，营卫不利则表邪难除。饮食也不宜进食过多，《素问·热病论》："病热少愈，食肉则复，多食则遗，此其禁也"，进食过多恐遗留后遗症。三分治疗，七分护理，在解表药的使用中尤显重要。

【参考现代研究用药】

羌活有纠正心律失常作用，故对于素有心脏疾患而感受风寒者，可选用此药。牛蒡子能抑制尿蛋白的排泄，故肾脏病患者尿检有蛋白，复感受风热者，可选用此药。苍耳子浸膏具有肝脏毒性，故肝脏病患者即便患有鼻渊，用之宜慎。麻黄能加快心率、升高血压，故高血压患者慎服等。

【用药禁忌病证】

解表药具有发汗解表之功，故气虚自汗、阴虚盗汗者慎服。麻黄发越肾气，肾虚喘咳慎服。桂枝"通子宫而破血"，蝉蜕"主生子不出"，孕妇慎服此二药。薄荷"动消渴"，消渴病患者慎服。柴胡升阳"劫阴"，阴虚阳亢者慎服。葛根"易于动呕"，呕恶患者忌大量服用，等等。

　　伤风不愈久成痨。解表药使用不当，可使病证迁延不已，或变生坏证，故研究如何合理应用解表药，实属必要。

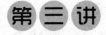

第三讲

清热药的合理应用

清热药有清泄里热作用，包括清热泻火、清热解毒、清热燥湿、清热凉血、清虚热等，主治里热证如气分热盛证、热毒炽盛证、湿热蕴结证、血热证以及阴虚内热证等，但凡内热之高热、恶热、烦渴、汗出、疮疡肿毒、烦躁易怒、目赤、牙龈肿痛、热毒痢疾、泄泻、小便短赤、湿疮湿疹、湿温、黄疸、月经量多先期，或身热夜甚、斑疹隐隐、心烦躁扰甚则谵妄，以及五心烦热、骨蒸发热、夜热早凉等，俱可使用清热药，里热清则病证除。由于里热证证情复杂，故如何应用清热药是需要认真研究的。

【辨证候用药】

辨证候用清热药，需要注意三点。一是辨热证的部位而用药。热在血分当用清热凉血药如生地、玄参等，若用入走气分的芦根、天花粉等清热药，药不达病所，难以取效。又如热在肺经，表现为咽喉肿痛等，当用主归肺经的清热药山豆根、射干等，若用主归大肠经的秦皮、白头翁等，恐难奏效。二是辨热证的虚实而用药。如阴虚内热证，需用清虚热药如青蒿、地骨皮等，如用苦寒之清热燥湿之品黄连、黄柏，苦燥伤阴，不利于治疗。三是辨热证真假而用药。对于真寒假热证，应以温阳逐寒为急，误用清热药，祸不旋踵。

总之，清热药乃寒凉之品，应用必须有身热、脉数、舌红、口渴、烦躁、便干、尿赤等热象为凭，不可无证候凭据而滥用。

【辨体质用药】

素体壮实而患热证，清热药可大剂量使用，急清热邪，以免拖延病期。素体虚弱而患热证者，应用清热药需考虑体质，不可大剂量使用，防止引起食减、腹痛、便溏等寒中反应。

清热药药性寒凉，虚寒患者慎服，脾胃素弱者慎服，真寒假热者禁服。

【辨品种用药】

清热药中的败酱草正品为败酱科植物黄花败酱 *Patrinia scabiosaefolia* Fisch. 和白花败酱 *Patrinia villosa* Juss. 的带根全草，而我国北方习惯用菊科植物苣荬菜带根全草作败酱草入药，习称"北败酱草"，南方则习惯用十字花科植物菥蓂 *Thlaspi arvense* L. 带果全草作败酱草入药，习称"南败酱草"。正品败酱草苦寒，功能清热解毒、消痈排脓，主治肠痈。北败酱草在《本草纲目·第二十七卷》中记载，苦菜"苦，寒，无毒""能益心和血通气也""凡病痔者，宜用苦苣菜……日洗数次，屡用有效"。南败酱草在《本草纲目·第二十七卷》中谓其"甘，平，无毒，和中益气，利肝明目"。可见，两种伪品，南者甘平而北者苦寒，南者益气而北者和血，均与正品败酱草功用不同。故不辨败酱草品种之实，而徒用败酱草之名，难取败酱草之效。

又如紫花地丁（堇菜科），是治疗疔疮肿毒的要药，今临床多用苦地丁（罂粟科）代之，后者只有清热解毒之功，并无凉血消肿之用。再如山豆根有南北之分，两者均苦寒有毒，功能清热解毒利咽，但山豆根（广豆根）毒性大于北豆根（防己科），应用时需要注意区别。品种问题，不可不明，不明品种，就是不明所用，谈何合理用药？

【辨入药部位用药】

栀子是果实入药，现今将果实、果壳一并入药，古人则将两者区别使用，如《本草求真·卷六》"内热用仁，表热用皮"，所以若依据古人的经验将果仁与果皮分别使用，应有益于提高临床疗效。连翘也是果实入药，现药房所供者多是果实的外壳。而古人用连翘，有单用外壳的，如《温病条辨》中的银翘散、桑菊饮等，取其以皮走皮，以清肺卫热邪；有单用连翘心（种仁）的，如《温病条辨》的清宫汤，取其以心入心，以清心经热邪；有果壳和种仁并用的，如《温病条辨》的清营汤，以清营血分热邪。由于入药部位不同，药效有异，因此建议饮片加工行业应注意及此，分别加工之。

【辨药性用药】

石膏大寒，常用以清退高热，味辛横散，质重下降，色白入肺经，可宣降肺气，故又常用治肺热喘咳。牡丹皮辛寒，辛能透散，善治无汗之骨蒸，地骨皮甘寒生津，善治有汗之骨蒸。秦皮以热水渍之，水色碧绿，书写不脱，故虽善治热毒痢疾，但因色青入肝经而兼能清肝明目，因书写不脱而可以涩精。枯黄芩（片黄芩）轻飘，善清肺经热，子黄芩（条黄芩）

质实下行，善清大肠热。鱼腥草鲜品味腥，可达于气血腐败之腥秽处，治疗肺痈。龙胆草大苦大寒，《本草求真》谓"苟非气壮实热者，率尔轻投，其败也必矣"。《本草从新》载金银花"性极中和，故无禁忌"。土茯苓又名冷饭团，甘、淡、平，古代灾荒年间以之代粮，故可大量服用。《本草纲目·第十八卷》载："近有好淫之人，多病杨梅毒疮，药用轻粉，愈而复发，久则肢体拘挛，变为痈漏，延绵岁月，竟致废笃。惟锉土草薢（土茯苓）三两，或加皂荚、牵牛各一钱，水六碗，煎三碗，不数剂，多瘥。"把握药性，是合理用药的最基本前提。

【辨炮制品用药】

清热药以生品入药者多，但部分清热药的炮制品还是需要掌握其药性，区别应用的。如生石膏辛、甘，大寒，长于清热泻火，除烦止渴，煅石膏经过高温煅烧，性主凝敛，长于清热敛疮，不宜内服。生栀子苦寒，长于泻火除烦，清热利湿，凉血解毒；炒栀子经过火制，寒凉之性减轻，宜于需用栀子而不胜栀子之苦寒者，且凉血作用较好。生黄芩清热燥湿，泻火解毒力强，酒黄芩因酒的温热之性和升提之功，既减缓了黄芩的苦寒伤阳之性，又可达上焦以清上焦热邪。黄连功能清热燥湿，泻火解毒，酒黄连可入上焦清心胸热邪，姜黄连擅长入中焦清脾胃蕴热，萸黄连可入走肝胃二经，疏肝和胃，治肝胃不和、呕吐泛酸证。黄柏善清下焦热邪，盐黄柏能够加强其入走下焦之功。黄柏若用蜂蜜炮制，则因炮制次数不同，分别清上、中、下三焦热邪。《本草蒙筌·木部》：黄柏"先渍蜜水，日际曝干。次涂蜜糖，火边炙燥……二制则治上焦，单制则治中焦，不制则治下焦也"。所以，中医临床用药，应对不同炮制品的药性予以了解，然后合理应用之，方能取得较好疗效。

【合理配伍用药】

清热药有单用取效的，有配伍增效者，也有配伍增毒的。单用取效的，如《本草纲目》记载一味黄芩一两治愈肺热久咳，《本草蒙筌·草部》记载黄芩"单味而清头脑"，临床表明，用黄芩后下，清利头目（降低血压）收功较快。夏枯草单味熬膏内服，清肝火，散郁结，治疗瘿瘤、瘰疬等。配伍增效者，如石膏配知母加强清热泻火、除烦止渴之功，黄芩、黄连、黄柏配栀子清泄三焦热毒，栀子配淡豆豉善于清泄胸膈郁热，知母配黄柏加强清相火之力，生地配玄参清热凉血力强，牡丹皮配地骨皮清热退蒸功优，《本草求真》载"青蒿佐此（地骨皮）退热，屡有殊功"，金银花配连翘疏散风热、清热解毒作用加强等。配伍增毒者，如玄参、苦参反藜芦，白蔹、天花粉反附子、乌头等。临床必须使用增效配伍，避免增毒配伍，保证配伍用药的合理。

【合理剂量用药】

清热药中，药性平和者，可以大量使用，如土茯苓、芦根等，可用至30g以上。药性比较平和者，可较大剂量使用，如紫花地丁、马齿苋、鱼腥草等，可用至15g以上。药性非平和之品，用量宜谨慎，如黄连、龙胆草用量<6g，黄芩、苦参、白蔹<9g，黄柏<12g，白头翁<15g等。有毒的清热药，用量宜小，如鸦胆子<2g，山豆根<6g等。生石膏可以根据病情，用15～60g。要做到用量合理，不仅要熟悉药性，还需考虑患者体质、证情及配伍，全面权衡。

【合理剂型用药】

清热药适宜做汤剂，取汤剂推荡之功，攻除热邪。但其中的青黛，因有效成分难溶于水，适宜做散剂或胶囊剂。鸦胆子毒性大，对皮肤黏膜有较强的腐蚀性，故宜做胶囊剂或用龙眼肉包裹服用，而用治鸡眼、寻常疣等宜做外用剂。栀子除做汤剂外，制为散剂，水调外敷，治疗闭合性软组织损伤引起的肿痛，一宿痛减。金银花还可"酿酒代茶，熬膏并妙"。掌握合理剂型，有利于提高临床疗效。

【合理煎服方法】

清热药煎煮应酌情而定。清上焦热邪宜轻煎，取其轻清上达；清下焦热邪宜久煎，取其沉降下行以达病所。清气分热邪，不宜久煎，如以金银花、连翘为主的银翘散是轻煎"香气大出"即可，清血分热邪，煎煮时间宜长，取其沉入营血。石膏入汤剂宜先煎，意在延长煎煮时间，促使成分煎出。青蒿、鱼腥草宜后下，意在缩短煎煮时间，以防有效成分丢失。在服法方面，清热药多数适宜饭后服用，防伤胃气。清上焦热邪宜饭后、温服，清下焦热邪宜饭前、凉服，以借饮食之力和凉性而促使药物下行。

服用清热药，中病则止，不宜久服。如《本草求真·卷六》谓，黄连"性禀纯阴，在人肠胃素厚，夹有燥湿火热，服之过多，尚有偏性为害，而致胃阳纯绝，生气渐灭。矧有脾阳素弱，因此一言流播而可恃为常服者乎"。是说黄连不可久服。

【用药合理护理】

清热药服后不宜食用辛辣油腻之品，以免妨碍药性，反助热邪。适宜食用清淡饮食，使热无所寓而被清除。

【参考现代研究用药】

天花粉有降血糖作用，中医认为其善治口渴，故糖尿病伴口渴明显者可首选天花粉。黄连对幽门螺旋杆菌有显著抑制作用，故对于肝胃不和，嗳气泛酸，检查幽门螺旋杆菌阳性者，可重用黄连。金银花、连翘、板蓝根均有抗病毒作用，临床对于病毒感染性疾病辨证属于热邪炽盛者，可考虑用此类药治之。白花蛇舌草、半枝莲等有抗肿瘤作用，临床对于肿瘤患者辨证属于热证者，可选用这类药治之。中西药理合参，每可取得较好疗效。

【辨时序用药】

夏季气候炎热，人体易于感受外界热邪，人多汗出、口渴等热象，故宜用清热药；冬季气候寒冷，人体易于感受外界寒邪，人多畏寒、口淡不渴，又当慎用清热药，免伤阳气。正如《脾胃论·卷上》云："冬不用白虎，夏不用青龙。"

【把握禁忌病证用药】

临床病证，概括分类，不过寒证和热证两大证候群，清热药是主治热证的，故清热药的合理应用，是中医临床医生所必须认真探讨的。

第四讲

泻下药的合理应用

　　凡能引起腹泻，或滑润大肠，促使排便的药物称为泻下药。泻下药分为攻下药、润下药和峻下逐水药三类，主治便秘，以及胸水、腹水、水肿、实热炽盛证等。合理应用泻下药，可使便通邪去病愈，而应用不当，每每耗伤气阴。为了安全、有效地使用泻下药，本讲简要介绍其合理应用。

【辨证候用药】

泻下药中的攻下药气味多苦寒，具有泻热通便作用，宜于热结便秘及实热炽盛证。润下药油脂多润，具有润肠通便作用，宜于阴虚肠燥便秘。峻下逐水药药性峻猛，多有毒，具有通利二便作用，能引起剧烈腹泻，可用于胸水、腹水、水肿之属于实证者。如果阴虚肠燥便秘，本应润下，反用攻下药或峻下逐水药攻破通导，便虽暂通而重挫正气，反致偾事。反过来，如果胸水、腹水之实证当用峻下逐水药，却用润下药，药不及病，难取疗效，又误病期。所以只有根据证候，合理使用不同的泻下药，才望取得预期疗效。

脉象也是应用泻下药的重要依据。沉脉说明病在里、在下，根据《内经》"其下者引而竭之"之训，脉沉便秘者可以考虑使用泻下药导邪下行，正如《伤寒论》394条云："脉沉者，以下解之。"如果病见脉浮，提示病在表，当慎用泻下药，病在表而用泻药，不仅不利于驱除表邪，反可引邪入里，致生变证。如《伤寒论》132条云"脉浮大者，不可下，下之则死"，151条云："脉浮而紧，而复下之，紧反入里，则作痞。"可见，应用泻下药尚需明辨脉象。

【辨体质用药】

下之则伤阴，泻下药应用不当，可耗伤气阴，故素体正虚、老人、小儿、妇女、病后体弱者患便秘，应用泻下药，要首先使用药性和缓的润下药，不效，再酌情配伍攻下药，务使下不伤正。

【辨时序用药】

泻下药药性下行，主沉降。春夏地气上升，不宜过量使用泻下药，勿违天和。秋冬天气主降，泻下药使用剂量可以适当偏大，以顺天时。

【辨品种用药】

泻下药中需要注意品种问题的有大戟和牵牛子两药。大戟有大戟科京大戟和茜草科红芽大戟（红大戟）两种，红大戟古代应用较少，但却是目前药材市场的主流品种。两种大戟均能泻下逐水，消肿散结，其中京大戟泻下逐水力强，红大戟消肿散结功优。

牵牛子有黑、白两种，二者均能逐水退肿、泻肺气、逐痰饮、驱虫通便。《本草从新·卷四》："黑者力速。"传统中医将黑、白牵牛子分用，认为黑者属水泻肾，故其泻水利尿之力较速。白者属金利肺，故其泻肺逐痰平喘作用较佳。现代药理研究则未看到两者有显著差别。

【辨药性用药】

泻下药中的大黄苦寒沉降，"峻利猛烈，长驱直捣，苟非六脉沉实者，切勿轻与推荡"，而热结便秘者宜用。芒硝"咸能软坚，苦能下泄，大寒能除热，荡涤三焦肠胃实热，推陈致新"，燥热蕴结、大便坚结难下者当投。芦荟苦寒通便，色青入肝经，便秘兼肝火者可进。巴豆性辛热，通便有推墙倒壁之势，寒积便秘者服此为当。火麻仁、郁李仁油脂多润，润肠通便，津亏肠燥便秘者宜以此类药润下。甘遂"以攻决为用，为下水圣药"，大戟"苦能直泄，辛能横行，寒能通二便闭，治十二种水"，芫花"毒性至紧，取效最捷"，商陆"苦寒，沉阴下行"，千金子"行水破血，攻击猛鸷"，此五药皆药性峻猛，峻下逐水，消肿散结，治疗胸水、腹水、水肿，惟形气俱实者方可试服。牵牛子辛苦寒，通利二便，兼走精道，李时珍用之治疗素多酒色，饮酒过度，湿热下注，二便不通者，取效迅捷。泻下药药性多急，需详辨而用之，庶不致过。

【辨炮制品用药】

泻下药多数需要经过炮制入药，以便驾驭药性。生大黄其性沉而不浮，其用走而不守，长于泻热通便、清热解毒、利湿退黄；酒大黄借酒的升提性能，可达于上焦，清上热并导上焦热邪下行，由大便排出；熟大黄经黄酒蒸熟或炖熟，泻下力弱，然可深入血分，活血祛瘀功良；大黄炭以凉血止血见长。朴硝质粗，可做兽药使用；芒硝质较纯，可内服以治大便坚结，外用以消肿散结；玄明粉质地更纯，可内服，但常外用治疗口舌、咽喉、眼等部位疾患。巴豆、千金子生品泻下力极强，去油制霜入药，性较缓和，然用之仍需谨慎；甘遂、芫花、大戟、商陆峻下力猛，醋制之后，缓其烈性，减其毒性，而后可以选用。

【合理配伍用药】

泻下药主治便秘，便秘之由甚多，当随证配伍。热结便秘配清热药，气滞便秘配理气药，气虚便秘配补气药，阴虚便秘配养阴药，血虚便秘配补血药，寒凝便秘配温里药等。

泻下药常用的具体配伍应予掌握。如大黄配芒硝，泻下通便力加强（大黄无芒硝而不泻）。大黄配甘草，泻下之力缓和，主治热结胃肠之"食入即吐"。大黄配附子，温阳通便，主治寒凝便秘。大黄配生地、玄参、麦冬，养阴通便，主治津亏肠燥便秘。大黄配枳实、厚朴，行气通便，主治气滞便秘。大黄配黄芪、人参，补气通便，主治气虚便秘。甘遂、大戟、芫花配伍大枣，泻水逐饮，主治悬饮，等等。

泻下药单味药应用者，亦需了解。如番泻叶 3 ~ 10g 泡水服，治疗热结便秘。大黄单用，治"水火烫伤者，捣生大黄调敷，止痛无瘢"。现代报道，每日内服大黄粉 1 ~ 1.5g，连服 30 日，降血脂有效。牵牛子治小儿夜啼有效，其法以"黑牵牛子末一钱，水调敷脐上，即止"等。

此外，泻下药的配伍禁忌，应当掌握。如巴豆畏牵牛子，甘遂、大戟、芫花反甘草等。

【合理剂量用药】

泻下药的用量，应从小量开始服用，不效加量，确保用药安全。对于药性峻猛之品，用药剂量应严格控制。如甘遂 0.5 ~ 1.5g，芫花 1.5 ~ 3g，醋芫花研末服 0.3 ~ 0.6g，红大戟、京大戟 1.5 ~ 3g，巴豆 0.1 ~ 0.3g，千金子 0.5 ~ 1g，牵牛子 3 ~ 6g，芒硝 6 ~ 12g，芦荟 2 ~ 5g，番泻叶缓下 1 ~ 3g，攻下 5 ~ 10g。泻下药不可盲目增量，以免导致腹泻过度，损伤正气。攻下药大黄，《中国药典》规定剂量范围较大，3 ~ 30g，临床更需认真辨证候、辨体质，根据配伍确定其合理用量。

【合理剂型用药】

泻下药多宜做汤剂，取其攻荡之功。但甘遂有效成分难溶于水，当以散剂入药。芦荟味苦气浊，汤剂内服易致呕恶，也适宜制为散剂。芫花、大戟、商陆三药，可以入汤剂，也可入散剂。番泻叶可代茶饮用，又可入汤剂煎服。巴豆、千金子制霜宜做丸、散剂内服。芒硝多做汤剂，但也常常用作外用剂。

【合理煎服方法】

大黄取其泻下通便之功，宜用生品而后下。番泻叶通便，入汤剂也当后下。芒硝用药液或开水化服即可，无需煎煮。关于服药时间，泻下药适宜饭前服，假借饮食之力，加强药物下行之性。但以甘遂、芫花、大戟为主的十枣汤，治疗悬饮（胸水），应平旦服用。关于服药方法，泻下药适宜每次服药量多而服药次数少。若每次服用量少，则药物滋道路而抵下焦已成弓箭之末，泻下力减。正如张从正所云："治肝及在下而远者，宜顿服而数少之大方。"至于甘遂等峻下逐水药，宜间断服药，不可连续攻下，以照顾正气，是所须知。泻下药以便通邪除为度，不可过剂，过易伤阴。

【合理用药护理】

泻下药通泄胃肠，易伤胃气，故药后腹泻次数过多者，应以米粥调养，促使胃气恢复。服用巴豆之后，应禁忌饮用热水、热粥，以防加重致泻作用，如服巴豆后腹泻不止，则当饮冷水，或食冷粥，或用黄连、黄柏等煎水服用，缓解腹泻。

【参考现代研究用药】

大黄具有促进肠蠕动作用，芒硝具有提高肠道渗透压作用，二者配伍应用，加强泻下通便之力。大黄含有鞣质，久服则因鞣质收敛之性，反使大便秘结，中医认为此乃"下则伤阴"而使肠道失润所致。大黄能保肝、降低血脂，故肝脏疾患、高脂血症患者表现为实热证者，可用大黄治疗。千金子中的千金子甾醇有抗肿瘤作用，故对于癌性腹水可选用千金子逐水退肿。牵牛子、芦荟具有肾毒性，所以肾脏病患者应慎服，等等。应用泻下药，要准古参今，权衡用药，求其利而避其害。

【防止不良反应】

泻下药用之不当，具有致死毒性。《本草求真》谓，千金子"属克伐之味，若脾胃虚寒泄泻，服之必死"，芫花"虽取效甚捷，误用多致夭折"。商陆"若脾虚水肿，因服轻剂未愈，遂用苦劣有毒纯阴之药（商陆）迅迫，效虽稍见，未几即发，决不可救"。芒硝"若使并非实热及或热结不坚，妄用承气、朴硝等以为消削，其不伤人性命几希"。可见，泻下药因其药性猛烈，可以致死，应用不可不慎。

泻下药应用不当，还可产生不良反应。《本草从新·卷四》：甘遂"去水极神，损真极速"，牵牛子"驱逐致虚，先哲深戒"。大戟"阴寒善走，大损真气"。《本草从新·卷八》：巴豆"不可轻用。郁滞虽开，真阴随损。以少许着肌肤即起泡，况肠胃柔薄之质！无论下后耗损真阴，即脏腑被其熏灼，能无溃烂之患耶"。《本草求真·卷六》：玄明粉"服之恐有伤血之虞耳"。可见，泻下药的损真、致虚、伤血等不良反应亦应注意。

泻下药合理应用，见效迅速，而不合理应用，甚易导致不良反应，所以临床要详细推究其合理用药方案，保证用药的安全和有效。

第五讲
祛风湿药的合理应用

凡以祛除风寒湿邪、治疗风湿痹证为主要作用的药物，称为祛风湿药。祛风湿药味多辛苦，能祛除留着于肌肉、筋骨、关节、经络等部位的风寒湿邪，治疗风寒湿邪引起的疼痛、重着、麻木、酸楚，以及半身不遂等病证。现代医学中的风湿性关节炎、类风湿性关节炎、中风后遗症等，可以考虑使用祛风湿药治疗。本文就如何合理应用祛风湿药做简要论述。

【辨证候用药】

辨痹证性质用药。痹证有偏寒偏热之分，用药应随证施治。偏寒者应用药性温热的祛风湿药如川乌、草乌、威灵仙、徐长卿等治疗，偏热者应用药性寒凉的祛风湿药如防己、雷公藤、桑枝等治疗。有些药物如秦艽、桑枝、丝瓜络等，药性寒热不著，故痹证偏寒偏热皆宜。

辨痹证部位用药。痹证疼痛有偏于上肢者，有偏于下肢者，有痛在肌肉的，有痛在关节的，应用祛风湿药时，要根据病所，分部用药，提高疗效。如上肢痹痛，宜用桑枝、桂枝、羌活、威灵仙等，下肢痹痛，宜用独活、防己、木瓜、薏苡仁、牛膝、桑寄生等；肌肉痹痛，可用藤类药如青风藤、海风藤等，取其藤能通络达肢之功；关节痹痛，重用松节，取"以节治节"之用；颈项痹痛，当用葛根、羌活等；腰部痹痛，宜用桑寄生、狗脊、杜仲等；足跟痹痛，宜用怀牛膝、石斛等。辨部位用药，药物直达病所，病无遁藏。

辨痹证新久用药。初病在经，久病入络；初病多实，久病多虚。故痹证治疗，病程短者，应注意发散外邪，药宜羌活、独活、桂枝、防风、蔓荆子等。病程长者，应注意通络与补虚，药宜蕲蛇、乌梢蛇、马钱子、木瓜、络石藤、丝瓜络、穿山甲、全蝎等通络之品，以及桑寄生、五加皮、狗脊、千年健、鹿衔草等补肝肾、强筋骨之味。

【辨体质用药】

《灵枢·本脏》"黑色小理者，肾小""肾小则脏安难伤""粗理者，肾大""肾大则善病腰痛""高耳者肾高""肾高则苦背膂痛，不可以俯仰""耳后陷者肾下""肾下则腰尻痛，不可以俯仰"。可见，肤色黑而纹理粗的体质，以及高耳、耳后陷的体质，多属肾虚体质，易患痹证。一旦罹病，用药应注意使用祛风湿兼补肝肾、强筋骨之物，以顺应体质特点。

【辨品种用药】

祛风湿药中，需要注意辨别的品种有防己、海桐皮两味药。防己有防己科防己（粉防己、汉防己）和马兜铃科广防己（木防己）两种，二者性味辛苦性寒，均能止痛、利水、祛风湿，长于治疗下肢风湿痹痛偏热者。传统认为，木防己祛风除湿止痛效佳，汉防己利水消肿功良。但木防己有毒，用之宜慎。

海桐皮的正品，根据古代本草记载，应为豆科植物刺桐的树皮或根皮，而现今药房供应的海桐皮饮片多非此种，如四川、江苏、浙江等地用五加科刺楸的树皮，广东用木棉科木棉的树皮，浙江和福建部分地区则用芸香科樗叶花椒的树皮。其中刺桐皮、刺楸皮、樗叶花椒皮均有祛风湿、杀虫之功，而刺桐皮、樗叶花椒皮兼能通经络，刺楸皮兼能活血。至于木棉皮功能清热利湿、活血消肿，与另三种药功用迥然不同。所以临床应用海桐皮，若不辨品种，恐难取得预想疗效。

【辨药性用药】

祛风湿药中的川乌、草乌性味辛苦热，是治疗寒痹的要药，然其性"至毒无所酿制"，故用量宜小。雷公藤、昆明山海棠、雪上一枝蒿、马钱子等，药性峻猛，有大毒，故虽为治痹证的高效药（止痛力强），但应慎防中毒。蕲蛇（白花蛇）、金钱白花蛇（小花蛇）、乌梢蛇皆为虫类药，虫类药具有搜风和善行的药性，其搜风可以搜剔深藏之风，适宜于风邪深入之顽痹证以及中风半身不遂等，其善行适宜于痹证兼经络瘀滞者。威灵仙性极快利，《本草纲目·第十八卷》谓之"朝服暮效"，可用于痹证初期，藉以逐邪；又因其能通行十二经络，故又可用于痹证后期络脉痹阻之肢体麻木者。独活的药性是"小无不入，大无不通"，《本草纲目·第十三卷》谓其"能散肌表八风之邪，利周身百节之痛"，故独活虽善治下肢痹痛，但周身百节痛皆可酌用。

防己的药性为"险而健"。《本草纲目·第十八卷》："大抵闻其臭则可恶，下咽则令人身心烦乱，饮食减少。"此言其"险"。又谓"十二经有湿热壅塞不通，及下注脚气，除膀胱积热而庇其根本，非此药不可，真行经之仙药"，此言其"健"。广防己一药，合理用之有效，不合理用之有过。

至如桑枝、桑寄生、穿山龙、丝瓜络等，药性平和，可以较大剂量、较长疗程服用。所以，临床应用祛风湿药需要详辨每味药的药性特点而善用之，是获得疗效的关键。

【辨炮制品用药】

祛风湿药中的川乌和草乌生品有大毒，炮制后毒性降低，所以临床应使用制川乌、制草乌，禁忌使用生品，保证用药安全。雷公藤以根的木质部入药，根皮毒性甚大，去之方为合理。马钱子有大毒，必须经油炸或砂烫，或先油炸后砂烫，以减其毒，生品不可内服。

【合理配伍用药】

痹证是风寒湿三气杂至所致，其中风气胜者，应配伍祛风解表药如麻黄、桂枝、细辛等。湿气胜者，应配伍利湿、化湿、燥湿药如滑石、通草、苍术、白术等。寒气胜者应配伍温里散寒药如附子、干姜、吴茱萸等。至于感受风湿热邪者，应配伍清热药如忍冬藤、红藤、龙胆草等。

祛风湿药中的常用配伍药对应当熟悉，如独活配羌活治一身上下之痹痛兼有表邪者适宜。防己配防风治一身上下之痹痛而寒热错杂者允当。威灵仙配桂枝宜于上肢痹痛偏寒者。木瓜配怀牛膝治下肢风湿痹痛偏虚者为优。防己配薏苡仁治下肢痹痛属湿热者为佳。独活配桑寄生治痹证日久兼肝肾亏虚者功良。海桐皮配姜黄，祛风治痹证之痛甚者为当。

祛风湿药中的川乌、草乌，还需要掌握其配伍宜忌，其禁忌配伍的药物有半夏、贝母、白蔹、白及、瓜蒌等。其减毒配伍的药物有生姜、干姜、甘草、黑豆等。

【合理剂量用药】

祛风湿药中的有毒药物较多，用量过大可致中毒，用量过小，药不及病，所以应把握合理剂量，求其效而避其毒。制川乌、制草乌1.5～3g，马钱子0.3～0.6g，广防己、防己4.5～9g，蕲蛇3～9g，研末服1～1.5g。金钱白花蛇不应按条数计量，应以重量计算，每日3～4.5g，研末服1～1.5g。乌梢蛇9～12g，研末服2～3g，雷公藤、昆明山海棠3～6g，雪上一枝蒿研末服0.02～0.04g。至于药性缓和的祛风湿药，用量宜大，量小则难为功。如桑寄生、丝瓜络、穿山龙、老鹳草等，可用10～30g或更大剂量。另外，威灵仙用于祛风湿6～9g，用于软化骨鲠可用至30g以上。

【合理剂型用药】

汤剂是祛风湿药的主要剂型，但中医认为，祛风先活血，血活风自灭，所以治疗风寒湿痹证，既要用祛风湿药固有的祛风之性，同时也可制为酒剂，助其祛风疗痹之功。如《本草从新·卷三》：豨莶草"酒调尤妙"。蕲蛇在《本草纲目》中有世传白花蛇酒、瑞竹白花蛇酒、濒湖白花蛇酒等多种酒剂记载。松节也宜入酒剂，《本草述钩元》："松节酒。用节二十，酒五斗，浸三七日，每服一合，日五六服。治转筋挛急疼痛。"此外，马钱子、雪上一枝蒿等药有大毒，中毒剂量和有效剂量接近，为把握最佳剂量，保证安全和有效，适宜入散剂、丸剂。

【合理煎服方法】

解表药作用于肌表，故宜轻煎以达皮表。祛风湿药作用于肌肉、筋骨、关节，较之解表药则偏入于里，故煎煮时间宜稍长于解表药而不宜久煎，以求"微似汗出"之效应。正如《金匮要略·痉湿暍病脉证治》所云，"若治风湿者，微微似欲汗出者，风湿俱去也"；"大汗出者，风气去，湿气在，是故不愈也。"但川乌、草乌、雷公藤、昆明山海棠等药有大毒，需要先煎、久煎，以减其毒，是不可不知。至于蚕砂，应包煎，以免药液混浊难服。

关于祛风湿药的服药方法，通常以饭后服为当，因此类药味多辛苦，且部分药有毒，饭后服用，免伤胃气。但若全方药性和缓，则可根据痹证病位，另拟服药方法，上半身痹证宜饭后服，下半身痹证宜饭前服。

【用药合理护理】

服用祛风湿药后，在起居护理方面，应避免感受风邪，不宜居住潮湿之地，或水中作业，以免重感湿邪。又需适度运动，流通气血，微微似汗，以利风湿之邪外出。在饮食护理方面，应少食油腻之品，多进清淡之物，以渗利湿邪，增助药效。

【参考现代研究用药】

秦艽具肾上腺皮质激素样作用，故治疗各类关节炎均有较好效果。雷公藤有免疫抑制作用，临床不仅可以治疗偏热风湿性关节炎，也可用治银屑病、红斑狼疮、强直性脊柱炎、肾病综合征等自身免疫性疾病。蕲蛇、金钱白花蛇具有抗血栓形成作用，故临床用于脑血栓形成之属于经络瘀阻者良。临床应用祛风湿药，中西药理互参，让中医用药既合乎中药药性之理，也合乎现代药理之理，当有益于疗效的提高。

【防止不良反应】

马钱子、雷公藤、昆明山海棠、雪上一枝蒿、乌头大量服用均有致死毒性，故必须严格控制用量。乌头有心脏毒性，应严格炮制后入药，使"毒解而力不减"。雷公藤长期服用可引致生殖毒性，致精子数目减少、月经量少乃至闭经，还可引起白细胞数目减少、免疫抑制等，故该药不宜长期服用。

秦艽对于"下部虚寒，小便不禁，大便滑者，忌用"。威灵仙"大走真气，耗人血"，故体虚者慎服。防己大苦大寒，《本草从新·卷五》谓其"亦瞑眩之药也"。现代研究表明，广防己有肾毒性，肾病患者禁用广防己。

　　风湿痹证，夹有湿邪，湿性黏滞，故病多缠绵难愈。因此，应用祛风湿药需要全方位思考，做到合理用药，驱邪气，扶正气，缩短病期。

第六讲

化湿药的合理应用

　　凡气味芳香，性偏温燥，以化湿运脾为主要作用的药物，称为化湿药，又称芳香化湿药。本类药多辛香温燥，主入脾、胃经，善化中焦湿邪，主要适用于湿浊中阻、脾失健运之脘痞、吐泻、纳呆、倦怠、口腻、舌苔白腻等。可用于现代医学中胃肠功能紊乱、胃肠型感冒等疾病的防治。本讲就如何合理应用化湿药做简要阐述。

【辨证候用药】

化湿药气味芳香，药性温燥，所以临床用于湿阻中焦证，或外感暑湿证，均以病性偏寒者为宜，其辨证要点是舌苔白腻或舌浊、脉缓，若湿兼热而见舌苔黄腻、脉滑数者慎用。至于阴虚津亏，舌红少苔，以及胃热而胃脘灼热、舌苔黄燥者，应禁用。

【辨品种用药】

中医用药，不明品种，无异于不知所用何物，不知何物，又将何以治病？藿香有藿香和广藿香之分，二者均为唇形科植物，其中广藿香为正品，古本草所载藿香多为此品种。砂仁为姜科植物海南砂、绿壳砂和阳春砂的干燥成熟果实，主要有效成分为挥发油，其中阳春砂含3%以上，绿壳砂含1.7%～3%，海南砂含量较低，应用时需予以注意。阳春砂芳香浓烈，呈卵圆形而不具有明显三棱，绿壳砂多呈椭圆形，海南砂多有明显三棱，且二者气味稍淡。苍术为菊科植物茅苍术和北苍术的根茎，其中茅苍术自古被认为是道地药材，如《本草从新·卷一》云："出茅山坚小有朱砂点者良。"茅苍术挥发油含量5%～9%，北苍术含量3%～5%，茅苍术气味特异，北苍术气味较淡。

【辨产地用药】

橘生淮南则为橘，生于淮北则为枳，地土使然。植物药由于生长环境的不同，药性往往有差异，故古来有药材的道地与非道地之说。广藿香主产于海南和广东石牌，前者枝条粗壮，表面平坦，后者枝条瘦小，表面皱缩，二者主要有效成分为挥发油。研究表明海南广藿香中挥发油的含量为叶3%～6%，茎0.5%～0.7%，而石牌产广藿香中挥发油的含量为叶0.3%～0.4%，茎0.1%～0.15%。提示海南广藿香质优。又如白豆蔻，《中国药典》称"豆蔻"，有国产与进口之区别，传统中医认为，产于东南亚者质佳。《本草从新·卷二》："番舶者良。"就进口豆蔻言，有主产柬埔寨、越南等地者（称原豆蔻），有主产印度、印度尼西亚等地者（称印尼豆蔻），《中国药典》规定原豆蔻的挥发油含量不得少于 5.0%，而印尼豆蔻不得少于 4.0%，说明同是进口豆蔻，而以原豆蔻质量为优。原豆蔻个较大，直径 1.2～1.8cm，气芳香，味辛凉略似樟脑。印尼豆蔻个略小，气味较弱。

【辨入药部位用药】

广藿香入药有叶与梗之别，叶质轻性扬，长于走表，解暑化湿为优；梗能理气，长于入里，理气化湿、调和脾胃为良。《本草从新·卷二》谓："古多用叶，今枝梗亦用，因叶多伪也。"厚朴入药有树干皮、根皮、枝皮之分，《中国药典》要求，根皮及枝皮直接阴干，树干皮置沸水中微煮后，堆置阴湿处，"发汗"至内表面变紫褐色或棕褐色时，蒸软，取出，卷成筒状，干燥。《本草纲目·第三十五卷》："凡使，要紫色味辛者为好。"今之树干皮色紫，可见，厚朴入药以树干皮入药为佳。树干皮厚硬而不易折断，断面颗粒性。根皮和枝皮易于折断，断面纤维性。另有厚朴花入药，功用与厚朴的燥湿下气、消痰除满不同，而是理气化湿，药性和缓。

【辨药性用药】

藿香去恶气，为治疗感受四时不正之湿浊之气的要药。佩兰辟秽浊，为治疗脾虚口甘口腻之常用品。苍术性燥，可除一身上下内外之湿，尤擅"破水饮之癖囊"，以化中焦水湿。厚朴辛烈味苦，除湿满与气满效佳。砂仁偏入中下二焦，芳香归脾，辛能润肾，为开脾胃之要药，和中气之正品，若肾虚气不归元，非此向导则不济，故有"引气归元用砂仁"之说。白豆蔻偏入中上二焦，吴鞠通谓之"化湿之正品"。草豆蔻温中散寒止痛，李东垣谓其擅治风寒客胃或冷饮冷食之伤中疼痛。草果辛热，气雄而烈，能除太阴独胜之寒，又可透达膜原，治疗邪伏膜原之寒热往来或高热不退。把握化湿药的药性，是临床合理用药的基本要求。

【辨炮制品入药】

化湿药多以生品入药，如《本草通玄》谓："白豆蔻其功全在芳香之气，一经火炒，便减功力。即入汤液，但当研细，乘沸点服尤妙。"但苍术性燥，古代用糯米泔浸，有芝麻同炒，以减其燥性，今则用麸炒以缓和其性。厚朴行气除满，古今多以姜汁炮制，以助其功用。

【合理配伍用药】

脾主运化水湿，化湿药配伍健脾药为当。湿性趋下，化湿药配伍渗湿药，有助于蠲除湿邪。至于化湿药的具体配伍，尤需注意。藿香配佩兰，外解暑湿，内化湿浊，常用以治疗暑期外感及湿阻中焦证。苍术配厚朴化湿平胃，为治疗湿阻脾胃之纳呆脘痞、胃中有振水声的要药。苍术配白术，健脾化湿，用于脾虚湿盛证，若脾虚甚则重用白术，湿邪盛则重用苍术。苍术配黄柏，清热燥湿，主治下焦湿热证。砂仁配木香、陈皮，李东垣赞其治疗"不欲食"有佳绩。草果配知母，为治疗邪在膜原，"疟来日晏"之主药。

《本草从新》关于化湿药的使用禁忌有较详细的记述：苍术燥烈，"燥结、多汗者忌用"。砂仁"辛窜性燥，血虚火炎者勿用。胎妇多服耗气，必致难产"。白豆蔻辛热，"火升作呕，因热腹痛，气虚诸证，咸宜禁之"。草豆蔻辛温香散，"阴不足者远之"。草果辛热，"气不实，邪不盛者，并忌"。厚朴辛温苦降，"若脾胃虚者，切勿沾唇，虽一时未见其害，而清纯冲和之气，潜伤默耗矣。孕妇服之，大损胎元"。藿香辛甘微温，"阴虚火旺，及胃热胃虚作呕者，戒用"。

【合理剂量用药】

化湿药中的白豆蔻、砂仁贵重，用量以 3 ~ 6g 为宜，其余诸药以 3 ~ 9g 为当。脏寒生腹满，苍术用于治疗寒湿腹胀，昼轻暮重，用量达 15 ~ 30g，取效尤佳。

【合理剂型用药】

现今应用化湿药,多将其入汤剂。但苍术一药有将其入散剂者如《本草述钩元·卷七》:"治蛊胀由于脾虚有湿者,真茅术末,每清晨米饮调三钱,服不数月,强健如故。"也有将其做口嚼服用的,如《医学衷中参西录·第四期第三卷》:"愚二十余岁时,于仲秋之月,每至申酉时,腹中作胀,后于将作胀时,但嚼厚朴六七分,如此两日,胀遂不作。"砂仁古代也多做汤剂,如《本草纲目·第十四卷》"缩砂蔤"的附方中,内服方共13首,其中有10首是散剂入药的,可见砂仁作丸散剂尤为合理。草果"其性甚烈,其气辛臭,正如斑蝥之气。合诸药同煎,气独熏鼻",故草果不宜做丸散剂入药。

【合理煎服方法】

化湿药气味芳香,不宜久煎,以免药性散失,故入汤剂应后下,其中尤其需要强调后下的有广藿香、佩兰、砂仁和白豆蔻四味药。至于服药方法,应当温服。化湿药每次服用量不宜大,以150mL左右为宜,防止服药量大,药之水湿之体,增助体内湿邪。

化湿药性燥,湿除则止服,长期服用,恐燥伤阴液。

【用药合理护理】

化湿药适宜于寒湿中阻证,故凡能够引起寒湿内阻的饮食皆当慎食,如生冷、瓜果、油腻之品。食量不宜多,以利脾胃恢复其转输功能,而后湿邪可祛。起居方面,要避免潮湿环境和水中作业等,避免外湿内入,影响药物发挥疗效。

【参考现代研究用药】

砂仁、白豆蔻能够促进胃肠蠕动,增加消化液分泌,故可用于食欲不振的治疗。厚朴具有兴奋肠管运动作用,故可用于治疗腹胀。藿香具有抗真菌作用,故可用于治疗手癣足癣等。苍术能够降低血糖,故糖尿病属于湿盛脾虚者可考虑选用该药，等等。根据现代药理研究结果，中西互参，应有助于提高化湿药的疗效。

中焦湿证，多发于长夏，且病程缠绵。认真探讨化湿药的合理应用方案，对于暑期保健，乃至四时脾胃疾病的调治，都有裨益。

第七讲
利水渗湿药的合理应用

　　凡能通利水道、渗泄水湿，以治疗水湿内停证为主要作用的药物，称利水渗湿药。该类药味多甘淡，功能利水消肿、利水通淋、利湿退黄，主要用于水湿内停之水肿、小便不利、水泻、湿痹、湿疹，以及湿热蕴积之淋证、黄疸、湿疮、湿疹、带下等。湿性趋下，利水渗湿法可以导湿邪自小便而去，属于治湿正法，故治疗湿证需要合理应用利水渗湿药。

【辨证候用药】

治湿有三法，湿在上焦，芳香化湿；湿在中焦，苦温燥湿；湿在下焦，淡渗利湿。利水渗湿药以其渗利之功，主治水湿停聚下焦证。湿性下趋，根据《内经》因势利导之治疗原则，凡湿邪为病，不论湿在何部，均可酌情使用利水渗湿药。湿证的特点为身重肢倦、脘闷纳呆、便溏尿少、水肿、脉沉舌胖等。

【辨品种用药】

在利水渗湿药中有四味药需要注意品种问题。

一是木通。宋以前称木通为通草，该药古来有关木通（马兜铃科）、川木通（毛茛科）、淮木通（马兜铃科）和木通（木通科）四个品种，古代多用木通科木通，现今多用川木通。至于关木通，有肾毒性，用之宜慎，2005年版《中国药典》已将其删除。淮木通与关木通同科，亦当慎用。

二是金钱草。《中国药典》中的金钱草（报春花科）、连钱草（唇形科）和广金钱草（豆科），在《中药学》中均作金钱草使用，三者均能利水通淋、除湿退黄、解毒消肿，治疗石淋、黄疸、热毒疮疡等。其治石淋（结石）有所区别，金钱草（报春花科）长于治肝胆结石，广金钱草长于治尿路结石，应予注意。

三是冬葵子。又名冬葵果，系锦葵科冬葵的成熟果实，具有清热利尿、消肿通便作用。我国现今多数地区用锦葵科植物苘麻的果实代替冬葵子入药，苘麻子是止痢、明目之品，与冬葵子功用相差甚远，故临床使用冬葵子，务须注意品种。

四是萆薢。《中国药典》品种有绵萆薢和粉萆薢两种，前者为薯蓣科绵萆薢、福州薯蓣的根茎，后者为薯蓣科粉萆薢的根茎。绵、粉萆薢均能利湿浊、祛风湿，是治疗膏淋、白浊的要药。但《本草从新》认为，"黄白二种，黄长硬，白虚软，白者良"，现今《中国药典》描述其性状是：

绵萆薢切面灰白色或浅灰棕色，质疏松，略呈海绵状；粉萆薢切面黄白色或浅灰棕色，质松，略有弹性。可见，绵萆薢近似《本草从新》所载"白虚软"之品种，应是萆薢良品。

【辨入药部位用药】

茯苓自外至内分为四层，最外层名茯苓皮，取皮可走皮，功擅利水消肿。最里层名茯神，因其居中，长于宁心安神。与茯苓皮相连的第二层，色微赤，名赤茯苓，功能泄热利水。在赤茯苓和茯神之间的第三层，色白，名白茯苓，性味甘淡平，功能利水渗湿，但内与茯神相接，故兼能宁心安神，味甘又能健脾，是临床最常用的入药部分。

玉米须利水消肿，玉米根及叶治石淋，《验方新编》："玉米根、叶煎水，时时饮之，亦效。"

关于蝼蛄，《验方新编》谓："治水肿神方：土狗（蝼蛄），瓦上焙干，为末服之。土狗用上半身即能消上身之水肿，土狗用下半身即能消下身之水肿，用左可消左，用右可消右，真奇术也，屡试屡验。"可见，明确不同入药部位的作用，有助于提高用药疗效。

【辨药性用药】

泽泻、通草、木通、瞿麦等药的药性特点，值得探讨。泽泻"利水而不伤阴"，用以利水，不虑其损真阴。通草甘寒，利水通淋不伤胃气，色白入肺经，可以导肺经热邪下行。木通，藤有细孔，两头皆通，具三通之功，通淋、通血脉、通乳汁，味苦可降心火，故是治疗小便淋涩赤痛、热痹疼痛、产后缺乳以及心火下移小肠之口舌生疮的常用药。瞿麦之瞿，有四通八达之意，该药以此命名，知其不仅利水道，也可通血脉。准确把握各药的药性特点，是合理用药的基础。

【辨炮制品用药】

本章中的薏苡仁、车前子等常用饮片有生品和制品的不同，需区别应用。

薏苡仁生品长于利水渗湿、清热排脓、除痹，炒制后长于健脾止泻。

车前子生用止泻，炒用利水，酒蒸补虚。《本草从新·卷三》："入滋补药，酒蒸捣饼；入利水泄泻药，炒研。"《医学衷中参西录·上篇·第三卷》："车前子能利小便，而骤用之亦无显然功效。惟将车前子炒熟（此药须买生者，自家经手炒，以微熟为度，过熟则无力），嚼服少许，须臾又服，约六点钟服尽一两，小便必陡然利下，连连不止，此愚实验而得之方也。又，单用车前子两半，煮稠粥，顿服之，一服即愈。然必用生者煮之，始能成粥，若炒熟者，则不能成粥矣。"张锡纯应用车前子不同炮制品的经验，足资临床参考。

【合理剂型用药】

茯苓可以做汤、散、丸、酒、外用等不同剂型，做汤剂长于利水渗湿、化痰饮，如苓桂术甘汤、猪苓汤等；做丸剂久服，可延年益寿，如《千金翼方·卷第十三》将茯苓制为丸剂，有"永至休粮"之功；做酒剂可以延年美容，《千金翼方·卷第十三》："茯苓去皮，以醇酒渍，令淹，密封十日，出之如饵，可食，甚美，服方寸匕，日三，令人肥白，除百病，不饥渴，延年。"做散剂内服可以除湿，促进毛发生长，《岳美中医案集》："茯苓500～1000g，为细末，每服6g，白开水冲服，一日两次，要坚持服一段比较长的时间，以发根生出为度。"散剂外用还可美容，《备急千金要方·卷第六》："治肤色粗陋，皮厚状丑方：白蜜和茯苓粉，敷之，七日愈。"

赤小豆的作用也因剂型不同而异。做汤剂长于利水消肿、利湿退黄；做外敷剂长于清热解毒。《本草纲目·第二十四卷》："此药治一切痈疽疮疖及赤肿，不拘善恶，但水调敷之，无不愈者。"做外洗剂善于除脚气水肿。《验方新编》："水肿从脚入腹则杀人，赤小豆一斗，煮烂取汁五升，温浸足膝，若已入腹，但食小豆，勿杂食，亦愈。"

【合理配伍用药】

利水渗湿药的配伍主要有：

（1）配伍健脾药。脾主运化水湿，健脾有助于除湿。

（2）配伍补肾药。肾主水，补益肾气，可以化气行水。

（3）配伍宣肺药。肺主宣发和肃降，为水之上源，有通调水道之功，上半身肿甚或兼有表证者，配伍宣肺药，可以加强全方的利水除湿之功。

（4）配伍行气药。气能行津，气行则水行，故治疗水湿停聚者，酌配行气药，以行气利湿。

（5）配伍清热药。湿热蕴结者，用利水渗湿药，配伍清热燥湿药，湿热并清。

（6）配伍活血药。"血有余便是水"，瘀血是水气病的病因之一，再者水湿停聚，压迫脉道，也可以导致血瘀，所以治疗水肿，可适当配伍活血药。

（7）配伍养阴药。利水则伤阴，配伍养阴药可以防止利水之品耗伤真阴。

【合理剂量用药】

本章药物，性质多较和缓，依据《中国药典》剂量使用即可。但《本草新编·卷之二》认为薏苡仁"必须用至一、二两，始易为功，少亦须用五钱之外，否则，力薄味单耳"。其说可供临床参考。

【合理煎服方法】

本章中的车前子、海金沙入汤剂，需要包煎。滑石粉入药亦应包煎，而滑石块则无需包煎。茯苓应打碎或切薄片入煎，《医学衷中参西录·中篇·第四期》："茯苓若入煎剂，其切作块者，终日煎之不透，必须切薄片，或捣为末，方能煎透。"现今的茯苓饮片多是块状，以其质地坚硬，故应先煎，但最好是打碎入煎，始能发挥应有功用。茵陈用于治疗湿热黄疸需先煎，用于治疗关节痹痛可与群药共煎。

关于利水渗湿药的服用，适宜在饭前服，因先服药，后进饮食，饮食可以迫使药力下行，加强其渗利水湿作用。

利水渗湿药属祛邪之品，除茯苓、薏苡仁等少数药可以长期服用外，多数不宜久服，以防渗利太过，伤及真阴。如《本草从新·卷十二》谓赤小豆："最渗津液，久服令人枯瘦身重。"赤小豆性质平和，尚且如此，其他药如香加皮、泽漆、瞿麦、木通等药，应中病则止。此外，临床还发现长期外用滑石粉处理过的避孕工具，卵巢癌的发病率显著提高，应注意使用时间。

【参考现代研究用药】

茯苓煎剂，能抗精神分裂症。泽泻有利尿作用，其乙醇提取物能降血脂、抗动脉粥样硬化。薏苡仁有抗病毒及抗肿瘤作用，治疗扁平疣、尖锐湿疣等有效。玉米须能降血压，抑制尿蛋白的排泄。车前子有镇咳、祛痰及抑制呼吸中枢作用，并能利尿排石。滑石粉有吸附和收敛作用，内服能保护肠壁。灯心草有一定安定作用。通草有促进乳汁分泌作用。瞿麦能利尿，且其穗的作用较茎显著。茵陈能利胆保肝，并可抗真菌，地肤子能对抗多种真菌，治疗过敏性疾病。石韦有镇咳、祛痰及抗菌作用。金钱草能明显促进胆汁分泌，使胆管泥沙状结石易于排出，胆管阻塞疼痛减轻。垂盆草有降低转氨酶、保肝作用，等等。应用利水渗湿药时，若能同时参考现代研究成果，应有助于提高疗效，减少不良反应的发生。

【防止不良反应发生】

本章药药性主下行，孕妇慎服，以防堕胎。另外，《本草从新》指出，猪苓"损肾昏目，淡渗燥亡津液"，茯苓"行水伐肾，小便不禁、虚寒精滑及阴亏而小便不利者，皆勿妄投"，泽泻"善泻，古称补虚者误矣，扁鹊谓其害眼者确也，病人无湿，肾虚精滑，目虚不明，切勿轻与"，木通"精滑气弱，内无湿热及妊娠者均忌"，"阴黄宜温补，若用茵陈，多致不救"，车前子"阳气下陷，肾气虚脱勿服"，瞿麦"小肠虚寒者忌服，恐心热未除，而小肠复病矣"等。把握利水渗湿药的药性与禁忌症，合理应用，避免不良反应的发生。

《素问·阴阳应象大论》："其下者，引而竭之。"明示临证用药，需因势利导，逐邪外用。湿性趋下，利水渗湿药性善下行，故合理应用利水渗湿药，是治疗黏滞难愈之湿病的关键。

第八讲

温里药的合理应用

　　凡以温里祛寒、治疗里寒证为主要作用的药物称温里药。本类药对于寒客脾胃之脘腹冷痛、呕吐泻痢，寒饮郁肺之咳痰稀白，寒凝肝经之寒疝腹痛、厥阴头痛，以及肾阳亏虚之阳痿早泄、腰膝冷痛、夜尿频多，亡阳证之手足逆冷、脉微欲绝、大汗淋漓等，均可斟酌应用。但此类药辛热燥烈，用之不当，易伤阴助火，故本文就其如何合理应用，做简要介绍。

【辨证候用药】

温里药药性温热，辨证属于阴证、寒证，见面色灰暗、口淡不渴、畏寒肢冷、小便清长、大便溏薄、脘腹冷痛、脉象弦紧或沉迟、舌淡苔白等，不论证情之轻重缓急，俱可酌情使用。应用温里药还应根据寒证所在部位，选用相应的药物，如寒客肝脉选小茴香、吴茱萸等，寒饮郁肺选干姜、细辛等，寒凝中焦选高良姜、胡椒等，肾阳不足、命门火衰选附子、肉桂等，做到分经用药，药物直达病所，温里散寒功优。

【辨体质用药】

《灵枢·卫气失常》："细理者热，粗理者寒。"据此，临床见到皮肤纹理细者，考虑其体质偏热，当慎用温里药；纹理粗者，体质偏寒，应适当重用温里药。

【辨时序用药】

温里药秋冬可重用，以散寒扶阳。春夏需慎用，以免助热伤阴。正如《素问·六元正纪大论》所说："用寒远寒，用凉远凉，用温远温，用热远热。"

【辨品种用药】

乌头 乌头有川乌、草乌之别，明代医家张志聪认为，二者同属一物，家种者为川乌，野生者为草乌。现今有关乌头基原的研究表明，二药均系毛茛科植物，川乌系乌头的干燥母根，草乌系北乌头的干燥块根，与古说有别。川、草乌辛苦大热，有大毒，功能祛风散寒止痛，而草乌毒性尤大。《本草求真·卷四》："川乌搜风湿痛痹……草乌悍烈，仅堪外治。"故草乌内服宜慎。

花椒 花椒一药，《本草纲目》记载有蜀椒与秦椒两种，谓"蜀椒出武都，赤色者善；秦椒出陇西天水，粒细者善"，秦椒"大于蜀椒，其目亦不及蜀椒目光黑也"。两药辛热有小毒，主温中散寒、杀虫止痛。《本草求真》指出："秦产名秦椒，味辛过烈。"可见，秦椒辛味烈于蜀椒。花椒品种甚多，现今《中国药典》收载品种有花椒与青椒两种，花椒即是蜀椒，而青椒究系古本草所载何种，尚需探讨。

【辨产地用药】

附子主产四川及陕西，川产者称川附子，陕西产者成西附子。《本草从新》谓："川产为胜，川附体松而外皮多细块，西附体坚而外皮光洁。"

【辨入药部位用药】

肉桂　依其入药部位分为肉桂、官桂、桂心三种，肉桂系成年树干的皮，辛、甘，热，功擅温补命门之火，又可温中散寒、温煦气血、引火归元。官桂系成年树的粗枝皮或5～6年幼树的干皮，功似肉桂而力逊，无引火归元之功。桂心为肉桂去除外层粗皮的中间部分，功似肉桂而力强。临床应分别使用三者。但《本草纲目》认为，供官府使用的上等肉桂为官桂，其功尤著。其说可参。

附子　为块根繁殖的新生根，附子周围的再生根名侧子，而原种母根次年转为乌头，不能繁殖子根的母根称天雄。乌头在地下经年，质地轻虚，性飘逐风，且辛热甚于附子，擅治风寒湿痹与寒凝腹痛。附子质地重实，下行可达命门，温补肾阳功著，又长于回阳救逆。天雄细长，其身大于附子，其尖向下，能补下焦命门火衰。侧子着生于附子周围，性发散而走四肢，故主治手足风湿诸痹。

花椒与椒目　前者系果皮，性辛热，重在温中杀虫止痛。后者系种子，性辛凉，重在行水平喘，治疗水肿及喘息有效。《本草纲目》记载其止盗汗："将目微炒，碾细，用半钱，以生猪上唇煎汤一合，睡时调服，无不效。"花椒的入药部位不同，药性有寒凉之别，需明辨之。

丁香　系花蕾入药，功擅温中降逆止呃，并可温补肾阳。其中雄性花蕾称公丁香，雌性花蕾谓母丁香，又名鸡舌香。《本草求真》谓："有雌雄二种，雌即鸡舌香，力大。"所以临床应注意使用母丁香。

【辨采收物候用药】

《神农本草经》记载肉桂有两个品种，即菌桂与牡桂。陈藏器云："厚者必嫩，薄者必老……嫩即辛烈，兼又卷筒；老必味淡，自然板薄。薄者即牡桂，卷者即菌桂也。"可见，采收老龄树皮为牡桂，质差力弱，采收壮龄树皮为菌桂，质优力强。

黑胡椒与白胡椒原为一物，秋末至次春果实呈暗绿色时采收，晒干，为黑胡椒。果实变红时采收，用水浸渍数日，擦去果肉，晒干，为白胡椒。胡椒辛热，温中散寒止痛，黑者力强，需要知晓。

【辨药性用药】

附子为回阳救逆第一要药，故亡阳证应首选此药。该药又善散寒止痛，阴寒性腹痛、痹痛等亦需重用之。肉桂善温命门火，治疗命门火微者可首选此药。又，"木得桂而枯，削桂钉木根，其木即死"。肝属木，肉桂克木，知肉桂入肝经，能制肝，祛风，息风，故《备急千金要方·卷第八》用之治中风口眼歪斜，效佳："酒煮桂，取汁，以故布拓病上，正则止。左拓右，右拓左。"干姜长于散脾寒，高良姜长于散胃寒。小茴香、大茴香长于散肝经寒邪。吴茱萸有小毒，可以散肝胃二经寒邪，外用能引火下行，《本草从新》谓："口舌生疮，为末，醋调，贴足心，过夜便愈，能引热下行。"花椒杀虫，常用于治疗皮肤瘙痒，因"痒中有虫"，也可取其麻、辛性味，外用以麻醉止痛，等等。临证详辨各药药性特点，则用之不殆。

【辨炮制品用药】

附子的法定饮片有生品和制品两种，医圣张仲景用生附子扶阳回阳，炮附子散寒止痛。现今认为生品毒性大，制品毒性小，故临床多用制附子。但《本草从新》认为，"土人以盐腌之，愈减其力"。现今的制附子是经过盐水炮制的，故其功效尚待重新评价。川乌与草乌生品毒性甚大，制品毒性减缓，故内服一般使用制川乌、制草乌。

《本草求真》应用炮制品时提出，"干姜其味本辛，炮制则苦，大热无毒，守而不走……除寒炒黑，其性更纯，味变苦咸，力主下走，黑又止血……血寒者可多用，血热者不过三四分为向导而已"，大茴香"必得盐引入肾，发出阴邪，故能治疝有效"。吴茱萸闭口者有毒，"陈者良，泡去苦烈汁用，止呕黄连水炒，治疝盐水炒，治血醋炒"，花椒闭口者亦毒，"微炒去汗，捣去里面黄壳，取红用，得盐良"。温里药适宜炮制，贴切病证，用药可效。

【合理剂型用药】

在《伤寒论》《金匮要略》中，使用附子的处方共有 30 首，其中有 24 首是汤剂，说明医圣张仲景主要是通过煎煮的方式来降低附子毒性的，提示附子内服宜入汤剂。川乌、草乌亦然。肉桂内服适宜入散剂，若入汤剂应当后下，如《本草从新》所云："群药煎好方入，煎一二沸即服。"胡椒宜做散剂服用。

【合理配伍用药】

温里药的常用配伍有：

（1）配伍补阳药：温里药主治阴寒内盛证，阴盛往往兼有阳虚，故适宜配伍补阳药，以助其散寒之功。

（2）配伍甘缓药：温里药药性辛热走窜，适当配伍甘缓之品，缓其药性，留恋药力。如大乌头煎和乌头汤皆用蜂蜜煎煮乌头，蜂蜜微甘，一则留恋乌头药力，二则减其毒性。

（3）配伍养阴药：温里药药性温热，易伤阴液，故可佐以益阴之品，防其伤真阴。

此外，温里药中常用的配伍药对应予掌握，如附子配干姜回阳救逆

（附子无干姜而不热）。附子配肉桂温补肾阳、补助命门火。附子配人参益气回阳，"顷刻化气于乌有之乡，生阳于命门之内"。高良姜配香附散寒行气止痛，主治寒凝中焦之胃脘凉痛等。

温里药的配伍禁忌也应了解，如附子、川乌、草乌禁忌与半夏、瓜蒌、天花粉、白蔹、贝母、白及配伍，肉桂不宜与赤石脂配伍，丁香不宜与郁金同用等。

【合理剂量用药】

温里药药性温热，应把握安全剂量。《中国药典》规定其内服入汤剂的用量是：附子 3～15g/d，制川乌、制草乌 1.5～3g/d，吴茱萸 1.5～4.5g/d，丁香 1～3g/d，花椒、小茴香、八角茴香 3～6g/d，荜茇、荜澄茄 1.5～3g/d 等等。至于胡椒，研末服 0.6～1.5g/d。中医界的火神派使用附子，每日用量多达 30g 以上，甚至超过 100g，但需先煎 2 小时以上。本人统计了 3400 余例应用附子的医案，发现附子中毒剂量多在 20g/d 以上，这对于临床安全使用附子剂量可提供一定参考。

【合理煎药方法】

温里药中的附子煎煮时间，随用量而定，15g 以下先煎 30min 左右，15～30g 先煎 60min 左右，剂量加大，煎煮时间相应延长。川乌、草乌的煎煮方法仿此。

【参考现代研究用药】

附子有强心、升压、抗炎、镇痛等作用。肉桂能抗血栓形成，促进肠管运动，促使肠道积气排出。吴茱萸能抑制肠道的异常发酵，促进消化液的分泌。花椒有较强的抗白血病作用，又能抗菌、驱蛔、局部麻醉。胡椒具抗癫痫、促进消化等作用。丁香能健胃、抗菌、抗病毒。八角茴香有促进胃肠蠕动及升高白细胞等作用。小茴香有健胃及雌激素样作用。干姜有保护胃黏膜、抗溃疡、解痉、止泻、止咳平喘及抗凝血等作用。

【防止不良反应发生】

《本草从新》记载：附子"内真热而外假寒，热厥似寒，因热霍乱等证服之，祸不旋踵"，草乌头"至毒无所酿制，不可轻投"，茴香"昏目发疮，若阳道数举，得热则吐者，均戒"，川椒"阴虚火旺之人，在所大忌"，胡椒"损肺走气，动火动血，损齿昏目，发疮痔脏毒"，吴茱萸"损气动火，昏目发疮"等等。此外，温里药药性温热，孕妇慎用，误用易致堕胎。

《中华本草》收载的 8980 味药中，温热性者占 23.7%，寒凉性者占 41.7%，表明温热药的种类较少。然临床病证，惟可分为阴证和阳证两大类，故用数量相对较少的温热药防治阴证，"任务艰巨"，这就需要我们对每一味温热药的合理应用进行深入研究，然后才有望给阴证患者带来福音。

第九讲

理气药的合理应用

　　凡以疏理气机，治疗气滞证或气逆证为主要作用的药物称理气药，又称行气药，其中行气力量强者，称破气药。《素问·举痛论》，"百病生于气也"，是说百病的发生与七情不和、人体气机失调有关。理气药能疏理一身气机，故合理应用之，可以防治诸多疾病。

【辨证候用药】

理气药功能行气、降气，适用于气滞证，如肝气郁结之两胁、乳房、少腹胀痛，精神抑郁，中焦气滞之脘腹胀痛，肺气郁滞之胸闷疼痛等。亦适用于气逆证，如胃气上逆之呕恶、嗳气、呃逆，肺气上逆之喘息等。使用理气药还应注意药物归经，如肝气郁结选用主归肝经的理气药青皮、香附、川楝子等，脾胃气滞选用主入脾胃经的理气药陈皮、木香等，胸中气滞选用主入胸中的檀香、枳壳等。理气药以行气为主，行气则伤气，故辨证属于气虚证者不宜使用。

【辨品种用药】

木香　理气药中的木香，需要了解其品种问题。木香在《中国药典》中品种为菊科木香的干燥根，又称云木香、广木香，但现今临床作木香用的还有菊科川木香、越西木香的干燥根。古来认为广木香质优，《本草从新·卷二》："番舶上来，形如枯骨，味苦黏舌者良……今人皆称为广木香、南木香。"而广木香是否质优呢？《中药大辞典》关于各种木香药材的性状谓：广木香"味苦"，越西木香"味微苦而辛，嚼之黏牙"，川木香俗称"铁杆木香"，形如枯骨，"味苦，嚼之黏牙"。从药材性状看，川木香更近古人所云木香良品，使用时应予注意。

檀香　檀香有黄、白、紫之异，《本草纲目》谓，"黄檀最香"，紫檀"可染物"，入药则"白檀尤良"。所以临床使用檀香当以色白者为佳。

橘红　橘红与化橘红二药，《中国药典》载其功能皆为散寒燥湿，利气消痰。考橘红为橘的外层果皮，色黄红，辛胜于苦，兼有解表之功，《医林纂要》谓："橘红专入于肺，兼以发表。去皮内之白，更轻虚上浮，亦去肺邪耳。"化橘红为化州柚、柚的外层果皮，色黄绿，苦胜于辛，消痰功著，兼能消食。二药应区别应用。

沉香　沉香为含黑褐色树脂的木材，依据树脂含量的多少而分为不同等级，即沉香、栈香和黄熟香。《本草纲目·第三十四卷》"木心与枝节不坏，坚黑沉水者，即沉香也"，此香树脂含量多（树脂质重，入水则沉），质优；"半沉者为栈香"，次之；"不沉者为黄熟香"，此香树脂含量少，质最差。所以优质沉香是"坚黑"的，虽薄如纸，入水亦沉。临床应注意之。

【辨采收时间用药】

青皮与橘皮同源，因采收物候不同而各为一药。橘的幼果以及未成熟的果皮称青皮，成熟的果皮为橘皮，又称陈皮。青皮行气力猛，功能破气消积，陈皮行气力缓，功能行气调中。青皮色青主入肝经，陈皮色黄主入脾经。青皮质重，质重则降，故走肝经又达下焦，擅治气滞胁痛及少腹疼痛等，陈皮质轻，质轻者升，故入脾经又入肺经，理中焦之气兼燥湿化痰止咳。二者同属一物，因采收时间不同，功用有殊。

枳壳与枳实同源于酸橙、甜橙，采收其幼果为枳实，未成熟的果实为枳壳。枳壳轻而枳实重，二药同能行气，但"枳壳主高，枳实主下"，即枳壳擅理胸胃气滞，枳实擅理脘腹气滞。《本草从新·卷九》，"实不独治下，壳不独治上也"，二药理气部位虽有侧重，但均能调畅三焦气机。《续名医类案》："先兄念山，蹢官浙江按察，郁怒之余，又当盛夏，小便不通，气高而喘。服胃苓汤四贴，不效。余曰：六脉见结，此气滞也。但用枳壳八钱，生姜五片，急火煎服，一剂稍通，四剂霍然矣。"重用枳壳行气而小便自通，说明枳壳有调理三焦气机的作用。

【辨入药部位用药】

橘的多个部分可以入药，橘肉开胃理气、止咳润肺。橘皮理气调中、燥湿化痰。橘红消痰利气、燥湿发表。橘白为橘皮的内层白色部分，功能和胃。橘络通络理气、化痰。橘核理气止痛，长于治小肠疝气、睾丸肿痛、乳核等。橘叶疏肝理气、化痰消肿。上述七个部分，临床常用橘皮、橘核、橘叶、橘红四个入药部分。

【辨产地用药】

长期以来，中医认为乌药以浙江天台产者良，但《本草纲目·第三十四卷》指出，"岭南者黑褐色而坚硬，天台者白而虚软，并以八月采"，"天台者香白可爱，而不及海南者力大"。可见，欲其行气力强，用海南乌药，欲其行气力缓，用天台乌药。

沉香以海南所产者为佳。《本草纲目·第三十四卷》："占城（越南中部）不若真腊（柬埔寨），真腊不若海南黎峒，黎峒又以万安黎母山东峒者，冠绝天下，谓之海南沉，一片万钱。海北高、化诸州者，皆栈香尔。"所以沉香产自海南者优，不宜用海北广东所产者。

【辨药性用药】

理气药的药性多温燥，宜于气滞偏寒者。然川楝子、枳实、枳壳、青木香四药，药性偏凉，宜于气滞偏热者。香附性平，气滞偏寒偏热皆宜。

此外，掌握单味药的药性特点，是合理用药的前提。木香与香附均能行气止痛，但木香行气力强，擅行纵气，理上、中、下三焦气滞，治胸满、胃胀、腹胀、癃闭等。香附行气力缓，擅行横气，理肝胃气滞引起的胃脘及两胁胀满疼痛。《本草纲目》谓香附乃"气病之总司，女科之主帅"。乌药根具车辐纹，旋转气机，色黑走下焦，主散下焦寒气，又可疏理上中二焦气滞。荔枝核长于治气滞睾丸肿痛。川楝子长于治肝郁气滞之胁痛及少腹痛。檀香为调理上焦气分要药，引芳香之物上至极高之分。沉香味辛质重，功能除冷气，降真气，开结气，补右肾命门，李东垣谓其行气而不伤气，治疗气滞胸腹冷痛、气逆喘息、呃逆等有良效。刀豆温中理气、降逆止呃，为止呃逆的要药，《本草从新》载："有人病后，呃逆不止，声闻邻家，或令取刀豆子烧存性，白汤调服二钱，即止。"甘松善理心脾，《本草纲目·第四十三卷》谓其，"芳香能开脾郁，少加入脾胃药中，甚醒脾胃"，等等，谙熟药性，合理用之，或可取效。

【辨炮制品用药】

理气药中需要注意炮制品的有木香、香附、川楝子等药。《本草纲目·第十四卷》：木香"入理气药，只生用，不见火。若实大肠，宜面煨熟用"。香附"生用则上行胸膈，外达皮肤，熟用则下走肝肾，外彻腰足，炒黑则止血，得童便浸炒则入血分而补虚，盐水浸炒则入血分而润燥，青盐炒则补肾气，酒浸炒则行经络，醋浸炒则消积聚，姜汁炒则化痰饮"，现今香附法定饮片只有生品和醋制品，李时珍的记述，拓宽了我们应用香附炮制品的思路。川楝子有生品和醋制两种，醋制能加强川楝子疏肝理气的作用，又能减轻川楝子的毒性，还可促进其有效成分的煎出，所以内服应注意使用醋川楝子。

【合理配伍用药】

理气药常用配伍有：

（1）配健脾药：见肝之病，知肝传脾，当先实脾，故治疗肝气郁结时，用理气药配健脾药，可防肝病传脾。

（2）配清热药：气有余便是火。气郁易于化火，故用理气药宜酌配清热药。

（3）配活血药：气行则血行，气滞则血瘀，用理气药配伍活血药，防气滞之血瘀。

（4）配补气药：行气则伤气，故用理气药适当配伍补气药，防耗散正气。

理气药常用的配伍药对有：青皮配陈皮疏肝和胃，破气消积；枳实配白术健脾理气消痞；川楝子配延胡索疏肝理气止痛；木香配砂仁、陈皮，行气消食、开胃醒脾；香橼配佛手，疏肝和胃、化痰止咳，等等，应熟悉此。

【合理剂型用药】

理气药多做汤剂使用，也可用作外用剂，如檀香，《本草纲目·第三十四卷》谓"以为汤沐，犹言离垢也"，"道书檀香谓之浴香"，提示檀香作为洗剂亦佳。甘松古人也有用作浴剂者，《本草纲目·第十四卷》："作汤浴，令人身香。"

【合理用法用药】

理气药中香气显著的药，宜做丸、散剂，若入汤剂应后下，如檀香、木香、沉香等即是。沉香入汤剂时，古人还用磨汁兑入或冲服的方法，以免药性丢失。薤白治疗胸痹病应后下或加酒煎煮，治疗大便不畅、里急后重应先煎，此为仲圣药法。

理气药主要用来治疗气滞证与气逆证，属于祛邪之品，临床应用以病愈为度，不可过剂，过则伤津耗气。

【合理剂量用药】

理气药中的贵重药需要了解其常用剂量，如沉香内服入汤剂每日1.5～4.5g，檀香2～5g等。此外，对于木香的用量，《本草新编·卷之三》指出："大约用广木香由一分、二分，至一钱而止，断勿出于一钱之外，过多反无效功，佐之补而不补，佐之泻而亦不泻也。"

【参考现代研究用药】

川楝子有驱虫和抑菌作用。木香能解痉、抗菌、抑制肠管运动。乌药能调节胃肠平滑肌、抗组织胺。甘松有中枢镇静、抗心律失常等作用。佛手能解痉、镇静。青皮、陈皮能升压、抗休克、利胆、溶石、祛痰平喘。陈皮尚能抗癌、抗过敏。玫瑰花有抗病毒等作用。青木香能抗癌、降压，长期大量服用有肾毒性。枳实、枳壳能调节肠管运动、升压、调节子宫平滑肌、抗炎、抗过敏。荔枝核有降血糖作用。香附有抑制子宫收缩、促进胃蠕动、利胆保肝及雌激素样等作用。薤白能降血脂、抗动脉粥样硬化、抗氧化、抗菌。檀香能抑制肠管运动、抗菌、利尿。了解理气药的现代药理研究结果，对于合理用药具有一定的帮助。

【防止不良反应发生】

《本草从新》记载：木香"香燥而偏于阳，肺虚而热，血枯而燥者，慎勿与之"，沉香"气虚下陷，阴亏火旺者，慎勿沾唇"；檀香"夏月囊香辟臭，尚谓其散真气而开毛孔，况服之乎？痈疽脓多，及阴虚火盛，俱不宜用"，乌药"气血虚而内热者勿服"，川楝子"脾胃虚寒者大忌"，枳实、枳壳"大损真元，胀满因于邪实者可用，若因土虚不能制水，肺虚不能行气，而误用之，则祸不旋踵"，陈皮"气虽中和，亦损真元，无滞勿用"，青皮"最能发汗，气虚及有汗者忌用"，等等，这为我们安全使用理气药提供了警示。

人身气机，贵通畅而恶抑郁，气顺则百病不生，气滞则百病由生，合理应用理气药，促使人体气机顺畅，是中医防治疾病的重要思维方法之一。

第十讲

消食药的合理应用

凡以消积导滞、促进消化，治疗食积证为主要作用的药物，称为消食药，又称消导药。本类药主入脾、胃经，具有消食导滞、健运脾胃的作用，可用于食积不化的脘腹胀闷、嗳腐酸臭、呕恶厌食、舌苔厚腐等，以及脾胃虚弱之消化不良等证。常谓"是病不是病，肠胃打扫净"，说明肠胃保健在防治疾病中具有重要作用。消食药作为"打扫"肠胃的常用药物，具有重要的临床价值，儿科临床尤其如此，故本讲就其合理应用做简要概述。

【辨证候用药】

消食药适用于食积停滞证，以有明显的伤食史，并表现为脘腹胀闷疼痛、嗳腐酸臭、脉滑、舌苔厚腐等为用药特征。消食药属于祛邪之品，无积滞者不宜服用，以免克伐正气。

【辨品种用药】

山楂　山楂的《中国药典》品种有山楂和山里红两种，前者直径约2.5cm，后者约1.5cm。《本草纲目·第三十卷》："其类有二种，皆生山中。一种小者……可入药用……一种大者……初甚酸涩，经霜乃可食。功应相同，而采药者不收。"《本草备要·卷之三》："有大小二种，小者入药。"据此可知，山楂虽有消食之功，但临床入药，功用不及山里红，所以山里红应是古代临床常用的山楂优良品种。

神曲　神曲有神曲和建神曲两种。神曲系多种原料经发酵制成的曲料，古代配方甚多，但多数医家主张用青蒿、赤小豆、辣蓼、杏仁、苍耳子、面粉六种原料加工，由于此六种原料分别指青龙、朱雀、白虎、玄武、勾陈、腾蛇六方之神，且于农历六月六日这一六神会聚之日制曲，故又名六神曲。建神曲原有108味药物加工而成，现今简化为23味药物，由藿香、青蒿、辣蓼草、苍耳草、苦杏仁、赤小豆、炒麦芽、炒谷芽、炒山楂、陈皮、紫苏、香附、苍术、炒枳壳、槟榔、薄荷、厚朴、木香、白芷、官桂、甘草、面粉、生麸皮等。神曲与建神曲均可消食导滞止泻，但建神曲又兼发散风寒、行气除湿，用于内伤饮食、外感风寒，兼有气滞者适宜。

谷芽　谷芽系粟的成熟果实经发芽制成。《本草纲目·第二十五卷》称之为粟芽，性味"苦温"，功能"寒中，下气，除热"，"消宿食"。稻芽系水稻的成熟果实经发芽制成。《本草纲目·第二十五卷》称之为谷芽，性味"甘温"，功能"快脾开胃、下气和中、消食化积"。可见，稻芽消食力强，且味甘益胃，谷芽消食力逊，且味苦除热。用时应予注意。

【辨入药部位用药】

消食药中的山楂和莱菔子，因入药部位之别而有不同的功用。山楂肉消食导滞、活血化瘀；山楂核消食积、疗疝，擅治睾丸肿痛；山楂叶和花泡茶服可以治高血压病等；山楂根消积、祛风、止血，治食积、痢疾、关节痛、咳血等；山楂木"主水痢、头风、身痒"（《新修本草》）。

莱菔子消食除胀，化痰平喘；莱菔（萝卜）辛、甘、凉，功能消积滞、化痰热、下气、宽中、解毒，外用治顽固性头痛效佳"偏头风，取近蒂青色半寸许，捣汁滴鼻孔，左痛滴右，右痛滴左，左右俱痛，两鼻皆滴，滴后少倾。日滴一次，不过六七日，永不再发"。莱菔块根发芽后，其体空虚，亦可消食；莱菔叶功能消食理气。

【辨药性用药】

临床常用的消食药在消食化滞方面，各有其特点。山楂善消肉食油腻之积。《本草求真·卷七》："楂味酸与咸，最能消化肉食。凡煮老鸡硬肉，但投楂肉数枚，则易烂，其消肉积之功可推。"

神曲　　神曲消食有三个特点。一是善消瓜果之积。神曲性温，瓜果性多凉，故神曲是消瓜果及生冷之积的要药。二是善消酒积。神曲为发酵制品，酒也是经发酵制成的，两者同气相求，故其善消酒积。三是消食兼止泻。神曲用于食积作泻者适宜。

麦芽　　麦芽消食的特点是善消米面等淀粉性积滞，且消食力强。《医学衷中参西录》："化学家生麦芽于理石（即石膏）上，其根蟠曲之处，理石皆成微凹，可征其消化之力。一妇人年三十余，气分素弱，一日忽觉有气结上脘，不能上达，亦不能下降，俾单用生麦芽一两，煎汤饮之，顿觉气息通顺。"可见，麦芽有较好的消食理气之功。此外，麦芽处于萌芽初期，升发性能甚好，入肝经，故又能疏理肝气，调畅气机。物极必反，麦芽升之太过，反致敛藏，故大量使用麦芽，则能回乳。《医学衷中参西录》："无子吃乳，欲回乳者，用大麦芽二两，炒为末，每服五钱，白汤下。"

其他如莱菔子消食兼能除胀，对于食积腹胀者用之适宜。鸡内金能消磨诸积，消食之力在诸药之上，又因其善于消化，故又可化结石、消癥痕，也是治疗肝胆结石、泌尿系结石以及癥痕积聚的常用药。

【辨炮制品用药】

消食药的生品与炮制品功用有别，需区别应用。如山楂生品虽有消食之功，但亦擅活血化瘀，可治疗瘀血引起的月经后期、痛经、闭经、产后腹痛以及胸痹绞痛等。《医学衷中参西录》："女子至期月信不来，用山楂两许煎汤，冲化红蔗糖七八钱，服之即通。此方屡试屡效。若月信数月不通者，多服几次亦通下。"山楂炒焦则长于消食化滞，炒炭则长于消食止泻止痢。麦芽生用长于疏肝理气，兼可消食，炒用长于消食和胃、回乳。《本草纲目·第二十五卷》神曲"生用能发其生气，熟用能敛其暴气也"。现今用神曲多用炒品，以加强其消食之功（《医学衷中参西录》）。莱菔子"生用味辛性平，炒用气香性温。其力能升能降，生用则升多于降，炒用则降多于升，取其升气化痰宜用生者，取其消食宜用炒者"，"莱菔子炒熟为末，每饭后移时服钱许，藉以消食顺气，转不伤气，因其能多进饮食，气分自得其养也"。鸡内金化结石、消癥痕宜用生品，消食积、止遗尿宜用炒品。

【合理剂型用药】

消食药多入汤剂，也可用作丸、散剂。山楂、神曲、麦芽三药炒焦合用称"焦三仙"。此三药于汤剂中，常常并用，也可加工为丸剂，如中成药大山楂丸的组方即此。至如麦芽，《医学衷中参西录·第四期·第四卷》指出："入丸散可炒用，入汤剂宜生用。"又如山楂，《得配本草》指出：

"研碎化瘀，勿研消食"，是说山楂原饮片善消食导滞，而粉碎以后长于活血化瘀。这些均应予以注意。

【合理配伍用药】

（1）配伍健脾药：食积停滞易于伤脾，脾虚运化不健又易于停食，食滞与脾虚往往并存，所以消食与健脾多需并行。

（2）配伍清热药："痞积之处，必有伏阳"，饮食停积，易于积而生热，故需适当配伍清热药。

（3）配伍泻下药：食积停滞日久，消食药消之不效，可配伍少量泻下药，以缓下食积。

另外，消食药焦山楂、焦麦芽、焦神曲常相互配伍应用，以消化诸食积；炒谷芽与炒麦芽常同时使用，以消食和胃兼以疏肝；莱菔子常与苏子、白芥子同用，以化痰平喘，但莱菔子不宜与人参并用，以免降低人参的补气之功。

【合理剂量用药】

消食药药性平和，汤剂常用 3 ～ 15g，麦芽、山楂可用至 30g。莱菔子一般不宜超过 15g，剂量过大，容易导致恶心，甚至呕吐，生品尤著。

【合理服法用药】

消食药适宜饭后服用，药物可以帮助脾胃消化摄入之食物。如山楂可于食后嚼食，《本草纲目·第三十卷》："凡脾弱食物不克化，胸腹酸刺胀闷者，于每食后嚼二三枚，绝佳，但不可多用，恐反克伐也。"

【药后合理护理】

服用消食药后，应进食易消化食物，勿食黏滑、油腻、生冷等物，以免妨碍药性发挥。同时进食量亦应减少，以利脾胃运化功能的恢复。餐后、药后适当活动，促使饮食物的消化吸收。

【参考现代研究用药】

山楂能促进胃液分泌，提高脂肪酶、蛋白酶的活性，并能增加冠状动脉血流量，改善心肌供血，降低血脂，抗痢疾杆菌等。麦芽能促进碳水化合物、蛋白质的分解，降低血糖等。神曲含有多种消化酶，并能促进消化液的分泌，是一种酶性助消化药，也有较好的抗癌作用。莱菔子有降血压作用，并可促进小肠运动。鸡内金能够促进胃蠕动，增加胃液分泌等。了解消食药的现代研究成果，有利于全面把握其药性，提高临床用药效果。

【防止不良反应】

消食药属于祛邪之品，用之不当，克伐正气，故胃中无积及脾虚恶食者不宜多服久服。消食药中的神曲，性温燥，食积兼热者当慎服。《本草求真·卷四》莱菔子"总属耗气伤血，故脾胃虚寒食不化者，为切忌焉"。山楂内服不当，可引致胃石症或肠梗阻。据报道，食用新鲜山楂3～10枚即可能引发。山楂中的鞣酸，遇胃酸后变成胶状物质，再与未消化的果皮、果核、其他植物纤维等凝集成硬块状粪石，一般停留在胃内，形成胃石，但如做过胃切除或胃空肠吻合者则可进入肠道，引起肠梗阻。再者，山楂味酸，多食则损人齿。所以不可谓消食药性质平和而恣意用之。

得谷者昌，绝谷者亡。消食药消食化滞，能促使脾胃恢复运化功能，如此则脾健胃纳，得谷有度，气血化生有源，机体健康就有了基本保障。

第十一讲
驱虫药的合理应用

凡以驱除或杀灭人体寄生虫为主要作用，用以治疗虫证的药物，称为驱虫药亦称杀虫药。本类药物主入脾、胃、大肠经，对人体寄生虫特别是肠道寄生虫有麻痹、毒杀、驱除作用。驱虫药临床主要用于治疗蛔虫病、绦虫病、钩虫病、蛲虫病、姜片虫病等肠道寄生虫病。本类药多具毒性，应用不当，易引起机体中毒，故需注意其合理应用。

【辨证候用药】

驱虫药以杀虫、驱虫为主要作用，临床应以虫证为主要使用指征。虫证常见绕脐腹痛，不思饮食或多食善饥，或下唇黏膜近根部有米粒状颗粒（蛔虫），或白睛出现蓝斑（蛔虫），或肛门作痒（蛲虫），或便下白色虫体节片（绦虫），或嗜食异物、面黄虚肿（钩虫）等征象。驱虫药也可用于治疗食积、疳积等病证。若无虫邪及积滞者，用之反损正气，不可不慎。

【辨品种用药】

驱虫药中的贯众品种较多，有鳞毛蕨科粗茎鳞毛蕨、蹄盖蕨科峨眉贯众、乌毛蕨科单芽狗脊、紫萁科紫萁等几个品种，其中粗茎鳞毛蕨为《中国药典》品种，又称东北贯众、绵马贯众。研究表明，上述四种贯众的煎剂对猪蛔虫均有不同程度的抑制作用。绵马贯众尚能麻痹绦虫虫体，绦虫因而不能附着肠壁，对动物血吸虫的实验治疗亦有显著疗效。紫萁能驱除人体的肠蠕虫，如钩虫、蛔虫、鞭虫等。此外，绵马贯众提取物具有明显的抗早孕及堕胎作用，也能增加子宫重量，具有雌激素样作用，尚可抗肿瘤，然其有小毒。临床使用贯众时，应根据不同品种的药理作用而分别选用。

【辨入药部位用药】

驱虫药中的天名精与鹤虱同源，均来源于菊科植物天名精，其果实为鹤虱，全草为天名精。鹤虱苦、辛，平，有小毒，功能杀虫消积，主治蛔虫病、绦虫病、钩虫病、小儿疳积等。天名精，辛，寒，功能祛痰、清热、破血、止血、解毒、杀虫、利小便，主治乳蛾、癥瘕、隐疹、蛔虫病、水肿、小便不利等。二者虽同能杀虫，但鹤虱有毒，杀虫力强，《本草纲目》谓其"杀虫方中最为要药"。而天名精性寒清热，质轻入肺，能宣利气机，通调水道，用以治疗痰涎壅塞、瘙痒、水肿等有良效。如《中药大辞典》载其治疗小儿急性肾炎："鲜草 2～3 两，洗净，捣烂，加少许红糖或食盐拌匀，外敷脐部，上覆油纸以防药气外溢。每天更换一次，4～7天一疗程，必要时可连敷2疗程。治疗期间需卧床休息，进低盐饮食。治疗患儿31例，其中29例水肿在3天内消退，2例在5～7天内消退；小便检查，2～7天内蛋白及管型消失，红白细胞减少，血压于4天内多数降至正常。6个月复查，无1例复发，但有3例出现红白细胞及透明管型。治疗期间，少数患儿敷药5天后，局部发生皮炎，有的起泡、糜烂，故在局部出现潮红时应停止用药。"《本草经疏》又谓天名精："身痒隐疹不止者，揩之立已，凉血除热散结之力也。"可见，鹤虱长于走里杀虫，天名精长于走表止痒及消水肿，是二者之主要区别。

【辨药性用药】

不同驱虫药的杀虫种类及其特点应予掌握。槟榔、南瓜子主杀绦虫与姜片虫，其中槟榔杀虫兼有轻泻作用，故杀虫又可驱虫。使君子主杀蛔虫，杀虫兼能驱虫、消积。贯众主杀蛔虫，但杀虫力弱。鹤虱善杀钩虫，《中药大辞典》记载："鹤虱3两，洗净后水煎两次，药液混合浓缩至60mL，过滤，加少量白糖调味，成人每晚睡前服30mL，连服两晚。小儿及年老体弱者酌减。观察57例，治疗后15天复查大便，钩虫卵阴性者45例，阳性者12例，阴转率79％。少数病例服药后数小时或第二天有轻微头晕、恶心、耳鸣、腹痛等反应，可自行消失。"鹤虱又善杀蛔虫，《本草从新·卷四》："治蛔咬腹痛，面白唇红，时发时止，肥肉汁调末服。"雷丸可逐多种寄生虫，并疗多种腹部疾病。《本草新编·卷之四》："不论各虫，皆能驱逐……遇怪病在腹，无药可治者，加入辄应如响。名雷丸者，言如雷之速、如丸之转也，走而不留，坚者能攻，积者能去，实至神之品。"雷丸又可治脑囊虫病，其法用雷丸5g，全蝎2g，公鸡肉5g，制为散，饭前服，日3次，33天一疗程。

驱虫药的其他药性特点，也殊有临床价值。如槟榔味辛，质重下行，性沉如铁，能行气降气，"除里急后重效如奔马"。又，槟榔感天地至正之气，故善消瘴气（《本草新编》）。南瓜子生用通乳，每次用南瓜子15～18g，去壳取仁，用纱布包裹，捣成泥状，加开水适量和服，早晚饭前各服一次，一般连服3～5天可见效。如将南瓜子炒熟或煮粥无效。贯众善于解毒，《本草新编·卷之四》，"贯众实化毒之仙丹，毒未至，可以预防；已至，可以善解；毒已成，可以速祛，正不可以前后而异视之。惟毒来之重，单用贯众，而力薄势绝，必须佐之以攻毒之药，始易奏功耳"，"人家小缸内置贯众一枝，永无疫疠之侵，然须三月一易为妙，否则，味散无益耳"。笔者单用贯众10～15g开水泡服或轻煎服用，连服15天以上，用于反复感冒而体质偏热者预防感冒，每取良效。

【辨炮制品用药】

槟榔有生品和炒品两种，生品长于行气利水、杀虫，炒品长于消积。焦槟榔与焦三仙并用，合称焦四仙，说明焦槟榔消食化积作用较好。但古人也有认为，槟榔只宜生用，不可经火炮制。《雷公炮炙论》，"勿令见火，恐无力。若熟使，不如不用"，《本草从新·卷十》："忌火。"所以槟榔究竟是否宜炒焦使用，还待进一步研究。

苦楝皮、南瓜子、鹤虱、鹤草芽、雷丸、榧子均宜生用。雷丸尤忌高温处理，《中国药典》指出：雷丸"不得蒸煮或高温烘烤"，因其有效成分为酶类物质，不耐高温，若超过60℃则失去活性。使君子可以生用，也可炒用，生用入汤剂，炒用可以直接嚼服或入丸散剂。贯众有生品和炒炭品两种饮片，生品长于杀虫、清热解毒，炒炭长于凉血止血，临床应予区别。

【合理剂型用药】

本类药中的使君子、槟榔、榧子，可以做汤剂，亦可做丸散剂，而雷丸、南瓜子，只宜做丸散剂，若做汤剂则功效减弱；鹤草芽有效成分不溶于水，故宜入丸散剂，不做汤剂；苦楝皮、贯众、鹤虱有毒，适宜做汤剂，以减其毒。榧子一药，《本草纲目·第三十一卷》强调其甚宜入汤剂，谓："榧煮素羹，味更甜美。"故合理使用驱虫药的剂型，是安全、有效使用驱虫药的一个环节。

【合理配伍用药】

虫邪内生，多寄生于肠道，故临床使用驱虫药应配伍适量的泻下药，促使虫体下行。虫邪内寄，多扰乱胃气，致脾胃失和，故驱虫药应与健脾和胃药同用。

至于驱虫药的特殊配伍也需掌握，如槟榔配伍南瓜子驱杀牛肉绦虫效佳，槟榔主要麻醉绦虫的头节，南瓜子主要麻痹绦虫的体节，二者配伍可以麻痹绦虫全体，从而加强其驱虫、杀虫作用。榧子、雷丸的配伍也值得注意。《本草纲目·第三十一卷》："榧子同甘蔗食，其渣自软。又云：榧子皮反绿豆，能杀人也……同鹅肉食，生断节风，又上壅人。"《本草新编·卷之四》："或问雷丸可以逐邪，亦可以逐鬼乎？既可逐邪，独不可以逐鬼乎？惟是逐鬼与逐邪少异，逐邪需用攻邪之药为佐，而逐鬼必须用补正之药为君，未可单用攻剂也。"

【合理服药时间】

虫性馋，食入则虫趋而食之。空腹时，人、虫俱饥，驱虫药入腹，虫趋而食药，其药可以一举杀虫、驱虫。若先食而后服药，则虫但取食而不纳药，杀虫效果减弱，故驱虫药适宜在空腹时服用。《本草备要·卷之二》："每月上旬，虫头向上，中旬头横，下旬向下。《道藏》云：初一至初五，虫头向上。凡有虫病者，每月上旬，空心食数枚（使君子），虫皆死而出也。"可见，驱虫药适宜在农历的上旬服药，至于有无必要如此，尚待进一步验证。

【合理剂量用药】

驱虫药应严格把握剂量，用量太小，不足以杀虫、驱虫，用量太大，人体也容易中毒。使君子入煎剂 9～12g，入丸散剂 6～9g，也可炒香直接嚼服，按每岁每日 1～1.5 粒计算，一日最多不超过 20 粒。苦楝皮入煎剂 4.5～9g。槟榔行气利水消积 3～9g，用于驱杀姜片虫、绦虫 30～60g。南瓜子驱杀绦虫应研粉，冷开水调服 60～120g。鹤草芽研末服 30～45g，晨起空腹顿服，小儿按 0.7～0.8g/kg 计算。雷丸研粉服用 5～7g，饭后温开水调服，一日 3 次。鹤虱入煎剂 3～9g，榧子入煎剂 6～15g。榧子性质平和，多服亦可，《本草纲目·第三十一卷》谓："多食一二升，亦不发病。"贯众有小毒，入煎剂 4.5～9g。

【合理疗程用药】

一般而言，驱虫药中病则止，虫邪驱除，即应止服。而使君子和雷丸一般连服 3 日即可。至于榧子则可以长期服用，如《本草纲目·第三十一卷》云："常食，治五痔，去三虫蛊毒，鬼疰恶毒。"另外，槟榔在其产地，居民有嚼食生品的习惯，以消食下气，但有文献报道，长期嚼食，易于罹患口腔癌，应予注意。

【药后合理护理】

服用驱虫药后，应清淡饮食，忌食黏滑、油腻之品，以免妨碍药性。服用使君子后，"忌饮热茶，犯之作泻"（《本草从新》）。

【防治不良反应】

驱虫药药性较猛，孕妇慎服。常人应用不当，亦伤正气，如苦楝皮苦寒，易伤脾胃，并有肝肾毒性，故脾胃虚寒及肝肾功能不全者慎服。使君子大量服用，可导致呃逆、眩晕、呕吐、腹泻等反应，一般停药后可以缓解。部分患者服鹤草芽后可见恶心、呕吐、头晕、冷汗等不良反应，应予注意。槟榔能"坠诸气至于下极，气虚下陷者，所当远避。岭南多瘴，以槟榔代茶，损泄真气，所以居人多病少寿"(《本草从新》)。榧子"多食引火入肺，大肠受伤"(《本草从新》)。

【结合现代研究用药】

使君子、苦楝皮对猪蛔虫有较强的驱除作用。槟榔、南瓜子、鹤虱、雷丸对绦虫有麻痹与驱杀作用，槟榔对血吸虫病也有一定的预防作用，水浸液对皮肤真菌有抑制作用，并影响精子发育过程，引起妊娠期子宫痉挛。南瓜子对多种原因引起的膀胱刺激征有效。鹤虱对猪肉绦虫、羊肉绦虫等有直接杀灭作用，还可杀灭精子及阴道滴虫，抗肿瘤等。贯众有抗疟疾作用，对流感病毒、腮腺炎病毒等有较强的抑制作用，等等。临床参考现代研究成果，对于合理应用驱虫药具有一定帮助。

应用驱虫药，需要重点掌握每味药杀虫种类及用法用量等内容，这是合理应用驱虫药的最基本要求。

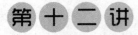

第十二讲

止血药的合理应用

　　凡以制止体内外出血，治疗出血证为主要作用的药物称止血药。本类药物依据药性的不同，分为凉血止血药、化瘀止血药、收敛止血药及温经止血药四类，主治体内外各种出血，如咳血、咯血、衄血、吐血、便血、尿血、崩漏、紫癜及外伤出血等。合理应用止血药，不仅是治疗一般出血证之所需，对急诊抢救及战伤救护也具有重要意义。

【辨证候用药】

应用止血药，当因证而施。如血热出血（出血量多，色深红或鲜红，质稠），重用凉血止血药。瘀阻经脉出血（血色紫黯有块），重用化瘀止血药。气虚不能摄血之出血（血色黯淡，质地清稀，量或多或少），重用温经止血药。不论各种出血，突暴性出血而量多，或慢性出血、日久不止，均需从快止血，应重用收敛止血药。

【辨品种用药】

止血药中的三七，品种有三七（五加科）、景天三七（景天科）和菊叶三七（菊科）三种，三药均有化瘀止血、消肿定痛作用，其中三七止血与化瘀作用俱佳，景天三七止血优于化瘀，又能宁心安神，菊叶三七化瘀优于止血，临床应予区别。

大蓟与小蓟均为菊科植物，《中国药典》规定大蓟的入药部位是地上全草部分或根，小蓟是地上全草部分。二药均能凉血止血、散瘀消痈，但大蓟止血力强，小蓟止血力弱而散瘀功胜。大蓟用于各种血热出血，小蓟长于治疗血热尿血及血淋。二药功用同中有异，然而现今我国部分省区的一些药店、药房将大蓟与小蓟混同一物，似此药品管理，影响医师合理用药，应予纠正。

【辨产地用药】

止血药大蓟、小蓟，应以华北地区所产者为优。天津市蓟县，即因古时此地多产大、小蓟而得名。北京市有个蓟门桥，即是古代这一带生长大、小蓟甚多。由此提示，京津地区应是大、小蓟的道地产区。

三七以广西产者最优。《本草新编·卷之三》："三七根，各处皆产。惟西粤者尤妙，以其味初上口时，绝似人参，少顷味则异于人参耳，故止血而又兼补。他处味不能如此，然以治出血，正无不宜也。"《本草纲目·第十二卷》指出广西产三七的鉴别方法是："生广西南丹诸州番峒深山中，采根曝干，黄黑色，团结者，状略似白及；长者如干地黄，有节。味微甘而苦，颇似人参之味。或云试法：以末掺猪血中，血化为水者为真。"现今以广西田林县、西林县及其与之毗邻的云南省文山地区所产者为佳。

艾叶在全国各地有产，而以湖北省蕲州市、河南省汤阴县和福建省四明市产者为良。《本草纲目·第十五卷》："宋时以汤阴复道者为佳，四明者图形。近代惟汤阴者谓之北艾，四明者谓之海艾。自成化以来，则以蕲州者为胜，用充方物，天下重之，谓之蕲艾。相传他处艾灸酒坛不能透，蕲艾一灸则直透彻，为异也。"蕲艾的特征是"面青背白，有茸而柔厚"。故用艾叶应推究产地，提高药效。

【辨采收时间用药】

止血药中的白茅根、槐花和艾叶，因采收时间不同，药性有异。

白茅根一药，《医学衷中参西录·第四期·第四卷》谓其"必用鲜者，其效方著。春前秋后剖用之，味甘，至生苗盛茂时，味即不甘，用之亦有效验，远胜干者"。就是说，白茅根最佳采收时间为早春或晚秋。

槐花在花蕾期采收名槐米，盛花期采收名槐花，二者的主要有效成分之一均为芦丁，芦丁具有降血压作用。研究表明，槐花中芦丁的含量为13%，槐米为23.5%，这为自古以来认为槐米优于槐花提供了科学依据，也是合理应用槐花与槐米降血压的依据之一。

艾叶采收嫩叶可以食用，具有温中止血止泻等作用，成熟艾叶可内服，尤宜用作灸剂。《本草纲目·第十五卷》，"春月采嫩艾作菜食，或和面做馄饨如弹子，吞三五枚，以饭压之，治一切鬼恶气，常服治冷痢。又以嫩艾作干饼子，用生姜煎服，止泻痢及产后泻血，甚妙"，"五月五日鸡未鸣时，采艾似人形者，揽而取之，收以灸病，甚验"。可见，艾叶内服，宜春季采收，做灸剂使用，宜端午节前后采收。

【辨入药部位用药】

地榆入药部位为根，其根又分为上半截与下半截（梢），二者药性有别。《本草纲目·第十二卷》："地榆除下焦热，治大小便血证。止血取上截，切片炒用。其梢则能行血，不可不知。"可见，地榆根上下两截，作用判然不同，一止血一行血。现今药房所付地榆，不区分上下，我们不可不虑此。

小蓟的入药部位，现今是地上全草部分，而前人则有强调用根入药的，如《本草从新》谓大、小蓟"皆用根"。《医学衷中参西录·第四期·第四卷》："根与茎叶皆可用，而根之性尤良……又，其茎中生虫即结成疙瘩，状如小枣，其凉血之力尤胜，若取十余枚捣烂，开水冲服，以治吐血、衄血之因热者尤效。"并记载用小蓟根治愈吐血的案例："一少年每年吐血，反复三四次，数年不愈。诊其脉，血热火盛，俾日用鲜小蓟根二两，煮汤数盅，当茶饮之，连饮二十余日，其病从此除根。"由此可知，小蓟止血，其根亦效。

【辨药性用药】

白茅根擅治血热尿血，又是利小便的要药，凡小便灼热而不利者用之多效。

地榆与槐花、槐角长于治血热便血和痔疮下血，久病涉虚者用地榆之酸收，新病热盛者用槐花，兼见便秘者用槐角。苎麻根主治血热妇科出血，兼能安胎。侧柏叶擅治血热咳血、咯血，亦治吐血、便血，外用具有生发之功。三七化瘀止血，可治疗体内外一切出血，凡出血证皆可选此，本人以三七治疗吐血、便血、尿血、紫癜等，多收显效。茜草、蒲黄、花蕊石、藕节化瘀止血，止血无留瘀之弊。白及质黏色白，具有填空塞虚之功，治疗肺胃出血效佳，性主收敛，外用擅治手足皲裂等病症。仙鹤草收敛止血兼有补虚之功。棕榈炭止血力强，擅治妇科出血，但出血有瘀滞者不宜。血余炭化瘀止血利尿，用于治疗大便下血经久不止有效，本人曾用血余炭3g，嘱患者一日分2次冲服，治疗一例数月未愈之慢性结肠炎下血，取效于数日之间，但气浊伤胃，需予注意。

把握每味止血药的药性特点，是合理用药的基本前提。

【辨炮制品用药】

"血见黑则止"，故止血药欲加强其止血作用，需用炒炭品，如小蓟炭、槐花炭、蒲黄炭等，但小蓟通淋宜生品，槐花清泻肝火宜生用，蒲黄化瘀利尿宜生用等。至于三七与白及，生品止血亦佳，无须炒炭。

特别注意的是，艾叶的生熟制品，药性不同。《本草纲目·第十五卷》："凡用艾叶，须用陈久者，治令细软，谓之熟艾。若生艾灸火，则伤人肌脉。故孟子云：七年之病，求三年之艾。"由此考虑，生艾可服不可灸，熟艾可服又可灸，熟艾性良。

【合理配伍用药】

止血药中的凉血止血药常与清热凉血药同用，以加强其止血之功。化瘀止血药常与活血化瘀药并用，以加强其化瘀之力。温经止血药常配伍健脾益气药，增加其温经摄血之用。收敛止血药则需配伍少量活血药，防止止血留瘀。

此外，三七的配伍增效作用应了解。《本草新编·卷之三》指出："余用之治吐血、衄血、咯血，与脐上出血，毛孔渗血，无不神效。然皆用之于补血药之中，而收功独捷。"可见，三七与补血药同用，止血功佳。

【合理剂量用药】

止血药中需要注意剂量的药物有三七、白及、白茅根等药。《中国药典》规定，三七、白及入煎剂分别为3～9g、6～15g，研粉服分别为1～3g、3～6g。清·陈士铎《本草新编·卷之三》指出，三七内服，"每用必须三钱，研为细末，将汤剂煎成，调三七根末于其中饮之，若减至二钱，与切片煎药，皆不能取效"。陈氏的经验，三七入药，每日约需9g，且不宜煎服，临床可以参考。白茅根药性平和，《中国药典》规定干品每日9～30g，但笔者经验，每日30～60g煎服，治疗慢性前列腺炎之小便灼热，取效理想。

【合理煎服方法】

张锡纯《医学衷中参西录·第四期·第四卷》记载小蓟根的用法，可供参考："剖取鲜者捣烂，取其自然汁冲开水服之，若以入煎剂，不可久煎，宜保存其新鲜之性，约煎四五沸即取汤饮之。"

张氏还提出了他用白茅根的煎煮方法，值得探讨。"用鲜白茅根去净皮及节间细根，洗净切细，斤许，和凉水三斤，煮一沸，候半句钟（即30分钟）再煮一沸，又候半句钟，视茅根皆沉水底，汤即成，漉出为一日之量，渴当茶温饮之。以治虚热、实热、外感之热皆宜用。治因热小便不利，积成水肿，尤有奇效……若无鲜白茅根，可用药房中干者一斤，浸以开水，至水凉，再用微火温之，不可令开，约六十分钟许，漉出渣，徐徐当茶温饮之，亦有效验"。

此外，艾叶内服与艾灸，虽皆散寒，但作用部位有上下之别。《本草纲目·第十五卷》："俗医谓子宫虚冷，投以辛热，或服艾叶。不知艾性至热，入火灸则气下行，入药服则气上行。"可见，疗下焦虚寒，当以艾灸为当。

【药后合理护理】

服用止血药，护理应注意三个方面的事宜。

一是淡饮食。宜清淡、少食或禁食辛辣、刺激性大的食物。

二是防劳作。注意休息，静养安卧，避免剧烈活动。

三是精神调摄。精神放松，不可过度紧张，避免气机逆乱，血随气逆而妄行。

【防止不良反应】

收敛止血药不宜用于出血初期，以免止血留瘀；凉血止血药不宜用于虚寒出血，以免损伤阳气，加重出血；温经止血药不宜用于血热出血证，以免助动热邪，加剧出血。止血药中的地榆，外用治疗烧烫伤，不宜大面积使用，以免其鞣质通过创面吸收，引起中毒性肝炎，应予注意。

【结合现代研究用药】

止血药中的仙鹤草、蒲黄、茜草能促进凝血。三七、白及、侧柏叶、地榆、槐花、白茅根、血余炭、艾叶等药能显著缩短出血和凝血时间。小蓟能收缩毛细血管，增加血小板数目，促进血小板集聚，抑制纤溶活性。三七还有抗血小板聚集及溶栓作用，促进多功能造血干细胞的增殖，增加脑血流量，亦有镇痛、抗炎作用等。白及对胃黏膜损伤具有明显保护作用，可抗溃疡。蒲黄尚有降血脂，预防动脉粥样硬化、兴奋子宫等作用。临床用药，既要合乎传统药性，也应参考现代药理，从而提高用药疗效。

止血药属治标之品，若合理应用，标本兼治，有益于提高疗效和防止不良反应的发生。

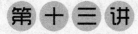

活血化瘀药的合理应用

　　凡以通畅血行，消散瘀血，治疗瘀血证为主要作用的药物称活血化瘀药，又称活血祛瘀药，简称活血药或化瘀药，活血力量强者称破血药。本类药主治瘀血证。证见痛如针刺、固定不移，癥瘕积聚，闭经痛经，产后恶露不尽，出血紫黯、夹有瘀块，中风半身不遂，肢体麻木，关节痹痛日久不愈，跌打损伤，痈肿疮疡等。近年来，随着对瘀血证的深入研究，活血化瘀药的研究与应用受到高度关注。所以我们讨论活血化瘀药的合理应用，是具有重要现实意义的。

【辨证候用药】

活血药主治瘀血证，瘀血证的特征有刺痛、肿块、出血（紫黯）、肌肤甲错、脉涩、舌紫或有瘀斑等。据证用药是合理用药的基本要求，若无瘀血证而用之，或致月经过多，或致流产，诸多不良反应，恐难避免。

【辨品种用药】

活血药中的牛膝、三棱、刘寄奴等药，需区别其品种而用之。

牛膝　有怀牛膝、川牛膝、土牛膝之分，三者来源于苋菜科植物，同能活血祛瘀、利湿通淋。但土牛膝又能清热解毒，利咽消肿，治疗热毒上攻之咽喉肿痛效佳。川牛膝又能祛风湿，强筋骨，且长于治风湿痹痛。《本草正义》谓其"用之于肩背手臂，疏通经络，流利骨节，其效颇著。盖其质空疏，则其力能旁行上达，以视怀牛膝之坚实直下者，功用大有区别"。怀牛膝又长于补肝肾、强筋骨，引火、引血、引阳下行，治肝肾不足之腰膝酸软疼痛、虚火上炎、上部出血及肝阳上亢证有显效。

刘寄奴　历代所用刘寄奴多为菊科奇蒿的全草，习称南刘寄奴，味苦性温，功能破血通经，敛疮消肿。北刘寄奴系玄参科阴行草的全草，又名铃茵陈，是目前刘寄奴商品中应用最广的一种，性味苦凉，功能活血祛瘀，清热利湿。两种刘寄奴，一温一凉，一兼消肿定痛，一兼清利湿热，应区别使用。

三棱　正品三棱为黑三棱科黑三棱的块茎，又称京三棱，药材表面黄白色或灰黄色，功能破血行气，消积止痛。但历代应用较多的品种还有莎草科荆三棱的块茎，药材表面黑褐色或红棕色，故商品名"黑三棱"。三棱与荆三棱在历代本草中，多重视其药材性状的区别，其功能混用无别。但两药来源于两个科的植物，其药性当有不同，值得进一步研究。至于"黑三棱"的商品名与植物名的名实不同，也应注意区分。

【辨入药部位用药】

郁金、姜黄、莪术　三药均来源于姜科植物姜黄（黄丝郁金）、温郁金、广西莪术（桂郁金）和蓬莪术（绿丝郁金）四个品种。它们的块根均作郁金使用，性凉，活血行气，清心解郁，利胆退黄。但第一个品种姜黄的根茎作姜黄入药，性温，破血行气，通经疗痹止痛。后三个品种温郁金、广西莪术和蓬莪术的根茎作莪术入药，性温，破血行气，消积止痛。可见块根（郁金）性凉而活血，根茎（姜黄或莪术）性温而破血，当予注意。

王不留行　王不留行的入药部位，现今《中国药典》规定为种子，有活血通经、下乳消肿、利尿通淋之功，然长于活血通乳，外用常作耳穴贴压剂。但古代有将全草作王不留行入药者，功擅通淋。《本草纲目·第十六卷》："一妇人患淋卧久，诸药不效。其夫夜告予，予按既效方治诸淋，用剪金花（王不留行）十余叶，煎汤，遂令服之。明早来云：病减八分矣，再服而愈。"可见，全草通淋功优，需与种子分别使用。

【辨采收时间用药】

丹参　为临床常用活血化瘀药，根部入药，主要有效成分之一为丹参酮。研究表明，第四季度采收者，丹参酮含量比其他季度采收者高2 ~ 3倍。

益母草　系全草入药，研究表明，益母草生物碱含量在花蕾期采收者为0.93%，盛花期为1.26%，果熟期为0.39%。

可见临床要合理应用丹参和益母草，还应注意辨别、掌握其采收时间。

【辨药性用药】

应用活血药应认真研究每一味药的药性，然后合理应用之。

川芎　功能活血行气。祛风止痛，其药性特点是上行头目，下行血海，中开郁结，李东垣谓"头痛必用川芎"，乃头痛第一要药。医圣张仲景又谓"心下毒痛加川芎"，知其治胃痛亦佳。

延胡索、乳香、没药　均擅活血止痛，系止痛要药。

姜黄　可上行手臂，治风湿肩臂疼痛功优。

郁金　善于治诸"郁"证，如血之郁（瘀血）、气之郁（气滞）、胆道之郁（黄疸）、心包之郁（癫痫）等皆宜。

丹参　活血养血、凉血消痈，有"一味丹参，功同四物（汤）"之说。

牛膝　性主下行，作用趋势向下，如利尿通淋、引火引阳引血下行等，《验方新编·卷六》记载其通淋甚效："牛膝一两，乳香一钱，酒煮温服，水煮亦可。诸药不效，痛不可忍，连服数剂，其效如神。血淋更效。"

凌霄花　上凌云霄，性主上行，活血而性凉，擅治上部血热性皮肤病。

苏木、自然铜、土鳖虫　善活血疗伤，续筋接骨，每为伤科所常用，苏木又长于治郁怒致血瘀者。

穿山甲、王不留行　善于行血通乳，其中穿山甲长于通络，治癥瘕、顽痹、疮疡等久病入络者适宜，王不留行长于通经，治妇科月经不调优于穿山甲。王不留行也作疡科药，医圣张仲景用此为主治疗金疮，现今《中药大辞典》记载其治疗带状疱疹功良："将王不留行用文火炒黄直至少数开花，研碎，过筛，取细末。如患处疹未破溃，用麻油调涂，疹已破将药末直接外撒溃烂处。每日 2 ~ 3 次，治疗 16 例，一般用药后 10 ~ 20 分钟即可止痛，2 ~ 5 天痊愈。"

三棱、莪术　破血祛瘀，多用于瘀血重证，又能行气消积，治疗食积气滞证。

斑蝥、虻虫　破血逐瘀，药力峻猛，应用宜慎。

水蛭　善行而活血，行迟不伤血，破瘀血而不甚伤正气，故笔者临床每以此研末，日服 3g，治疗脑血栓形成。

【辨炮制品用药】

活血药一般以生品入药为佳，但欲加强其活血止痛作用宜醋制，如醋乳香、醋没药、醋延胡索等。欲缓和破血之力，宜醋制，如醋三棱、醋莪术等。欲加强活血通经之功，宜酒制，如酒丹参、酒牛膝等。对于药材质地坚硬者，应炮或煅后入药，促使药性充分发挥，如炮穿山甲、煅自然铜等。

水蛭　活血药中的水蛭，为避免药后发生副作用，传统用烫水蛭，但《医学衷中参西录》则强调生用为佳："近世方书，多谓水蛭必须炙透方可用，不然则在人腹中能生殖若干水蛭害人，诚属无稽之谈。曾治一妇人，经血调和，竟不产育。细询之，少腹有癥瘕一块。遂单用水蛭一两，香油炙透，为末，每服五分，日两次，服完无效。后改用生者，如前服法。一两犹未服完，癥瘕尽消，逾年即生男矣。此后屡用生者，治愈多人，亦未有贻害于病愈后者。"

姜黄　因炮制不同，姜黄分为姜黄和片姜黄两种。姜黄是将根茎煮或蒸透心，晒干而成，断面棕黄色。片姜黄是在根茎新鲜时切片，晒干而成，切面色黄白、起粉。《药性切用·卷之一·草部》认为："姜黄味苦辛温，色黄入脾，兼入肝经，破气散血，烈于郁金。片子姜黄横行手臂，理血中之气，可为风寒湿痹引经。"

【合理配伍用药】

为提高活血药的疗效，临床应根据瘀血证之病机而合理配伍其他药物，如气滞血瘀者配伍理气药，寒凝血瘀者配伍散寒药，气虚血瘀者配伍补气药，血虚而滞者配伍补血药，癥瘕积聚者配伍软坚散结药，等等。

活血药中的常用药对，也需了解。如五灵脂配蒲黄，治疗瘀血腹痛功著。穿山甲配王不留行通经下乳，主治产后缺乳，谚云："穿山甲、王不留，妇人服了乳长流。"川芎"不可单用，必须以补气、补血之药佐之，则力大而功倍。倘单用一味以补血则血动，反有散失之忧。单用一味以止痛则痛止，转有暴亡之虑"。桃仁配红花，活血调经效优。牛膝配石斛，乃健足之品，治疗肾虚足跟痛效佳。乳香配没药活血止痛力强，等等，这些增效配伍应注意应用。

活血药中的配伍禁忌，亦当掌握。如丹参不能与藜芦同用，郁金不宜与丁香并使，五灵脂不可与人参共进等，以免发生不良反应。

【合理剂型用药】

活血药多适宜入汤剂，也可做酒剂，因酒能行血脉，可加强活血化瘀药的作用。另外，散者，散也，部分活血化瘀药用作散剂，散瘀效佳，如穿山甲在《本草纲目》名"鲮鲤"，其所附的13首内服方，皆为散剂。穿山甲入散剂服用，既节省药材，又能保证药性的发挥，值得临床重视。乳香、没药现今多入汤剂，但《本草新编·卷之四》指出，乳香"大约内治止痛，实为圣药，研末调服尤神"，没药"内、外可用之药，而外治更奇也"。笔者常用金银花、没药各50g，水煎外洗缓解湿疹等皮肤瘙痒症，获取良效。所以临床使用活血化瘀药，应斟酌剂型，合理用药，提高疗效。

【合理剂量用药】

多数活血药做汤剂服用时，3～9g为常用量，但《中国药典》规定：益母草9～30g，鲜品12～40g，水蛭1.5～3g，虻虫3～5g，应予了解。

传统中医认为，红花和苏木剂量不同，功用有别，少用养血，多用活血。《本草求真·卷七》谓："红花用不宜过多，少用则合当归能生，多用则血能行，过用则能使血下行不止而毙。"苏木"功用有类红花，少用则能和血，多用则能破血"。这种剂量与功效之关联，需要掌握。

【合理服用方法】

活血药适宜温服，因血得热则行，故温服有助于药物活血之功。

【防止不良反应】

活血药能促进血行，故孕妇及月经期、月经过多及出血患者均应慎服。另外，乳香、没药服用量大，易致恶心呕吐。川芎泄人真气，单服久服，令人暴亡，宜慎之。

【参考现代研究用药】

川芎、延胡索、丹参、红花、益母草等能扩张冠状动脉，增加冠状动脉血流量。川芎、丹参、红花、益母草、水蛭、三棱等能抑制血小板集聚，降低血液黏稠度，抗血栓形成。川芎、益母草、牛膝、王不留行、姜黄、鸡血藤、桃仁、红花等能兴奋子宫，促进子宫收缩。川芎、延胡索等能镇痛、镇静。郁金能利胆。姜黄、丹参有保肝，降血脂作用。鸡血藤有升高白细胞作用。莪术、三棱能抗肿瘤。丹参还有较强的抗氧化作用等。临床用药，结合现代药理研究，可以提高用药的合理性。

久病多瘀，久病入络，现代医学中的心脑血管病及临床常见慢性病，多表现有瘀血证象，所以认真研究和合理应用活血化瘀药，对于发挥中医药防治慢性病、疑难病的优势，具有重要的实用价值。

第十四讲
化痰止咳平喘药的合理应用

　　凡以化痰或祛痰、治疗痰证为主要作用的药物称化痰药，以制止或减轻咳嗽喘息为主要作用的药物称止咳平喘药。由于化痰药多有止咳平喘功效，止咳平喘药每具化痰之功，故化痰药与止咳平喘药的合理应用一并论述。

【辨证候用药】

化痰药应随痰证性质而用之，如寒痰用温化寒痰药，热痰用清热化痰药，湿痰用燥湿化痰药，燥痰用润燥化痰药，风痰则用祛风化痰药。若不辨痰的性质而投药，不惟无效，反而偾事。如《本草新编·卷之二》所言："惧半夏之毒，每改用贝母，不知贝母消热痰而不能消寒痰，半夏消寒痰而不能消热痰也。故贝母逢寒痰则愈增其寒，半夏逢热痰则大添其热。二品泾渭各殊，乌可代用？"

【辨品种用药】

葶苈子　《中国药典》收载葶苈子品种有二，一为十字花科独行菜的种子，称北葶苈子、苦葶苈子，二为十字花科播娘蒿的种子，称南葶苈子、甜葶苈子。葶苈子功能泻肺平喘、利水消肿。《本草衍义·卷之十一》认为："子之味有甜、苦两等，其形则一也。《本经》既言，味辛苦，即甜者不复更入药也。大概治体皆以行水走泄为用"《本草从新·卷三》："有甜、苦二种，甜者力稍缓"。由此可知，体质壮实者可用力猛之苦葶苈子，体弱者宜用力缓之甜葶苈子。当今药市主流品种为甜葶苈子。

贝母　贝母有川贝母和浙贝母两种，二药均能清热化痰，解毒散结，但川贝母甘、微苦，微寒，滋润胜于清解，长于治燥痰咳嗽及肺燥咳嗽。浙贝母又称大贝母、象贝母，味苦性寒，清热力强，长于治热痰咳嗽及肺热咳嗽，又擅解毒散结。贝母当用开瓣者，独瓣者号曰丹龙精，不堪入药，误服令人筋脉不收。另有葫芦科的土贝母，大苦大寒，散结毒，消痈肿，清解之功居多，擅治外科痰热疮毒。所以，用贝母应根据辨证，选用不同品种。

杏仁　杏仁有甜、苦之分，栽培杏所产者味甜的较多，野生杏一般为苦杏仁。从原植物来看，西伯利亚杏、辽杏及野生山杏的杏仁为苦杏仁，而杏及山杏栽培种的杏仁有些是苦杏仁，有些是甜杏仁，需予辨别。苦杏仁苦温，有小毒，功能止咳平喘，润肠通便。甜杏仁甘平，可供果食，功能主治与苦杏仁相仿，然润肺功优，用于虚劳咳嗽，无苦劣之性。所以新咳邪实者，用苦杏仁为宜，久咳正虚者，用甜杏仁为当。

　　白附子　白附子分为禹白附与关白附，前者属天南星科，系目前的《中国药典》品种。后者属毛茛科，系古代常用品种，《本草从新》《本草求真》等书只记载本品。两品种均能息风化痰，解毒散结，但关白附子为风中之阳草，"能引药势上行，治面上百病"，禹附子外用，治疗毒蛇咬伤有殊功，用时当区别。

【辨入药部位用药】

　　旋覆花的花、全草、藤及根作用不同。旋覆花功能化痰，善除肺及两胁之痰饮，又能和胃降逆，擅治噫气不除。全草名金沸草，功能散风寒，化痰饮，消肿毒。旋覆花的藤及根外用能续伤断之筋，如《验方新编·卷十三》载："生旋覆花根，捣汁滴入，并敷，日换三次，敷至半月，虽筋断亦续，其效如神。"《本草求真·卷七》："筋断，捣汁滴伤处，以滓敷上，半月即愈。时珍曰：凡藤蔓之属，象人之筋，所以多治筋病。旋覆花藤细如筋，可唉，故能续筋敷伤。"

【辨采收时间用药】

　　《本草从新·卷十》强调枇杷叶的适宜采收物候是："叶湿重一两，干重三钱为气足。"《本草纲目·第十六卷》强调款冬花的适宜采收物候是："虽在冰雪之下，至时亦生芽，春时人采以代蔬，入药须微见花者良。"提示枇杷叶在叶片大时、款冬花在花蕾期采收为佳。

【辨药性入药】

　　半夏　燥湿化痰、降逆和胃，擅治湿痰，其性燥，阴虚口渴者慎用。

　　天南星、白附子　擅治风痰，而天南星主治一身之风痰，关白附子长于治头面风痰之中风口眼歪斜。

胆南星　性凉，善清热化痰、息风定惊，化痰而不燥烈。

白芥子　性走窜，豁痰利气，善消皮里膜外及胁下之痰，又不伤气。

皂荚　祛顽痰，又能除风湿，去肠胃垢腻。皂刺锋锐，有引药入疮之功。

桔梗　宣利肺气，消痈排脓，擅治肺痈，治咳嗽痰多，偏寒偏热皆宜，又为舟楫之剂，可载药行于上焦。

瓜蒌　甘寒，清热化痰，能稀释痰液。

竹沥　性滑能利痰，擅治痰热中风及痰在四肢者。

海藻、昆布　咸寒，功能清热化痰、软坚散结，擅治痰核瘰疬。

黄药子　为治瘿瘤首选药。

青礞石　咸寒质重，禀石中刚猛之性，痰积如胶如漆或癫痫经久不愈，用此诚为合剂。

杏仁　止咳平喘，兼有发散作用，可治诸般咳喘，擅治外感咳喘。

百部　润肺止咳，治咳嗽无问新久、有痰无痰皆可。

紫菀、款冬花　擅"止咳逆上气"，为止咳圣品。

桑白皮、葶苈子　泻肺平喘、利水消肿，桑白皮重在泻肺热，葶苈子重在泻肺实。

白果　敛肺止咳，擅治肺虚久咳虚喘，又可收涩止带。

【辨炮制品用药】

生半夏毒性大，一般不直接服用。清半夏是以白矾为主要辅料加工成的，长于燥湿化痰，湿痰阻肺证宜此。法半夏是以甘草、石灰为主要辅料加工成的，长于化湿和胃，湿阻中焦证宜此。姜半夏是以生姜、白矾为主要辅料加工成的，长于降逆止呕，呕恶、呃逆宜此。半夏曲为半夏的发酵品，长于和胃消食，脾胃不和、食积停滞证宜此。临床使用半夏，必须明辨其不同炮制品，不可笼统地书写"半夏"，任凭药师给药。

其他止咳平喘药，用于止咳喘宜用蜜炙品，如蜜炙百部、蜜炙紫菀、蜜炙款冬花、蜜炙桑白皮、蜜炙枇杷叶、蜜炙马兜铃等。若作它用，可以生品，如百部生用灭虱杀虫，枇杷叶生用和胃降逆，马兜铃之生品清肠疗痔，桑白皮之生品利水消肿等。生品制品，药性有殊，用需区别。

白果生食能降痰火解酒，消毒杀虫，以浆涂鼻面手足，则去皱疱油腻；熟用经火炮制，气因而不伸，主收涩。生熟性异，亦当辨之。

【合理剂型用药】

本类药多作汤剂。白芥子外用具有发疱作用。皂荚研末吹鼻取嚏，可以开窍醒神。川贝母适宜入散剂服用，一则节省药材，二则疗效优于汤剂。百部止咳内服，杀虫宜外用。桑白皮的纤维，古代用作缝合线，《本草新编·卷之四》："刀刃伤，作线缝之，热鸡血涂合即愈"，颇有参考价值。洋金花适宜作卷烟剂吸入。

【合理配伍用药】

临床报道，瓜蒌配红花能解毒疗疮，治疗带状疱疹疼痛有良效。其法为：瓜蒌100g，红花10g。水煎两遍，共取汁300～500mL，分2～3次服完，日1剂，临床报道54例，一般2剂痛缓。若再加入虫类药如蜈蚣、全蝎更佳。他如桔梗配甘草治疗咽部疾患效优，俗谓"甘草桔梗，专治喉咙"。

不合理的配伍需避之，如半夏、瓜蒌、川贝母、浙贝母不应与乌头、附子类药同服，海藻不可与甘草共进等。

【合理用法用药】

白芥子　味辛，煎汤不可太熟，熟则力减。

旋覆花　入汤剂需包煎。

瓜蒌　用于治疗胸痹宜后下，治疗小结胸病之心下压痛应先煎。

苦杏仁　止咳平喘入汤剂宜后下，《验方新编·卷三》："将杏仁一两，捣烂如泥，分为三服。每服内加冰糖三钱，共入盖碗，用滚水冲入，盖片刻，俟温，连仁末服下。早、晚各一次，数服而愈。秋燥热咳更妙。若用杏仁煎服则不效。"

款冬花　治疗咳喘可以燃烟吸入，《续名医类案·卷十五·咳嗽》："崔某疗久嗽熏法，每旦取款冬花如鸡子大，少许蜜，拌花使润，约一升，铁器铛中，又用一瓦碗，钻一孔，内安小竹筒，或笔管亦得，其筒少长，置碗铛相合及插筒处，皆面糊涂之，勿令泄气，铛下着炭火，少时款冬烟自竹管出，以口含筒，吸取咽之，如胸中稍闷，须举头，即指头捻竹筒头，勿令漏烟出气，及烟尽止，凡是五日一为之，至六日则饱食羊肉馄饨一顿，永瘥。"这种方法治疗久嗽，药物可以直接作用于病灶，方法独特，疗效显著，古谓"永瘥"，可供临床参考。

【合理用量用药】

半夏　吴鞠通谓其"一两降逆，二两安眠"，但病性属于寒饮者方宜。

苦杏仁　有毒，有毒成分为苦杏仁苷中的氢氰酸，每克杏仁所含苦杏仁苷能分解产生 2.5mg 氢氰酸，氢氰酸的成人致死量为 60mg，故临床使用苦杏仁不宜超过 22g，《中国药典》用量为 4.5 ~ 9g。杏仁轻煎，氢氰酸溶出量少，故宜后下。

白果　有毒，不可多食，《中国药典》规定 4.5 ~ 9g，《本草纲目·第三十一卷》："食多则收令太过，令人气壅颅胀昏顿……食满千粒者死。又云，昔有饥者，同以白果代饭食饱，次日皆死也。"故白果作为食品，不可过食。

洋金花　大毒，入丸散剂每日 0.3 ~ 0.6g，卷烟吸入每日不超过 1.5g。

【防止不良反应】

半夏、天南星、青礞石、皂刺等禁用于孕妇，以防堕胎。

半夏　性燥，肺燥者误服，悔不可追。

天南星　药性更烈于半夏，阴虚燥痰大忌。

杏仁　不宜服用双仁者，双仁有毒。

马兜铃　汤剂多服则吐，肺虚者不宜。

瓜蒌仁　滑肠，脾虚泄泻勿投。

昆布　性雄，多服令人瘦削。

旋覆花　为走散之药，虚人慎服。

皂荚　性猛，稍涉虚则勿进。

皂刺　大量服用，易致呕吐。

黄药子　服用黄药子可出现恶心呕吐、肝脏毒性等。

桑白皮、葶苈子　力猛性寒，肺虚无火、风寒咳嗽勿服。

青礞石　体重沉坠，气弱血虚者大忌。

洋金花　大量服用，可致皮肤潮红、口干、心率加快、瞳孔散大、烦躁，甚则谵妄、二便失禁等，用时宜慎。

【参考现代研究用药】

半夏　能镇咳、祛痰、镇吐，抗早孕。

天南星　能抗惊厥、镇静。

白芥子　对皮肤黏膜有较强的刺激性，可致充血、发疱，皮肤过敏者慎用。

桔梗　有较强的祛痰作用，桔梗皂苷能溶血。

川贝母　能镇咳祛痰。

浙贝母　能镇咳、抗炎。

瓜蒌　有纠正心律失常，扩张冠状动脉，降低胆固醇等作用，并能致泻。

海藻、昆布、黄药子　可防治缺碘性甲状腺肿。

昆布、黄药子　有良好的抗肿瘤作用。

杏仁　能轻度抑制呼吸中枢、咳嗽中枢而起镇咳平喘作用，增强免疫功能，抗肿瘤。百部有中枢性镇咳作用。

　　马兜铃　有温和的降压作用。

　　桑白皮　利尿，可增加尿量。

　　葶苈子　有强心及广谱抗菌活性。

　　银杏叶　能扩张冠状动脉，降血脂，抗脂质过氧化，促进脑血流和改善脑代谢。

　　百病皆由痰作祟，怪病多由痰作祟，化痰可以治百病与怪病，故临床医生需要认真研究化痰药的合理应用。咳与喘，常见而多发，中药治疗具有一定的特色与优势，故止咳平喘药同样需要探究其合理用药方案。

第十五讲
安神药的合理应用

　　凡以安定神志、治疗神志失常病证为主要作用的药物称安神药。神志失常证多见心悸怔忡、失眠健忘、烦躁多梦以及癫痫狂等，现代医学中的心血管系统、神经及精神系统疾病多表现出此类征象。故认真研究安神药的合理应用，对于提高中医治疗心理性疾病及心血管系统疾病的疗效，具有重要意义。

【辨证候用药】

神志失常或因于虚，或由于实。虚者，多因血不养心而致神志不宁。实者，可由火扰心神、痰浊扰心、逆气攻心、败血阻心、亢阳迫心而致神不守舍。治疗用药，当随证用药，证属血虚者用酸枣仁、柏子仁、夜交藤等养心安神，火扰心神者用朱砂清心安神，痰浊扰心者用远志祛痰安神，逆气攻心者用合欢皮、萱草解郁安神，败血阻心者用琥珀活血安神，亢阳迫心者用磁石、龙骨潜阳安神。医生倘若不辨证用药，取效亦难。

【辨产地用药】

磁石以河北省磁县产者质佳。《本草纲目·第十卷·石部》："今慈州、徐州及南海傍山中皆有之，慈州者岁贡最佳，能吸铁虚连十数铁，或一二斤刀器，回转不落者，尤良。"慈州即今之磁县，磁县产者磁性强，吸铁性能好，故又称灵磁石（活磁石），临床应注意应用此类磁石，并告知药房不要购进失去磁性的死磁石（呆磁石）。

【辨入药部位用药】

合欢皮与合欢花　均可解郁安神，消痈散结，而古本草如《本草纲目》《本草求真》《本草从新》等书均不载合欢花安神之功，仅记述合欢皮能安养脏腑、令人欢欣怡悦，知合欢皮治疗气郁导致的失眠烦躁应优于合欢花。但合欢花能疗伤，《本草纲目·第三十五卷·木部》谓"折伤疼痛，花研末，酒服二钱匕"，概见其有疗伤之用。合欢叶至夜则合，嫩时炸熟，水淘可食，外用"洗衣垢"，用时需予区别这三个入药部位。

龙骨与龙齿　龙骨系远古时代哺乳动物的骨骼化石，龙齿为其牙齿化石。二者均能安神定志，治疗心悸失眠、烦躁不安等，而龙齿安神作用尤佳。

【辨炮制品用药】

安神药中朱砂、磁石、龙骨、酸枣仁、远志的应用，需要明辨其饮片品种。

朱砂　宜生品水飞入药，禁忌入火煅烧，火煅则产生氧化汞，有剧毒。《本草纲目·第九卷·石部》："丹砂性寒而无毒，入火则热而有毒，能杀人。"

磁石　宜用煅品，《本草衍义·卷之五》"入药须烧赤醋焠"，促使药性的发挥。但平肝潜阳宜用生磁石，以寒凉之性，镇潜阳气。

龙骨　生用镇惊安神，平肝潜阳，煅用收敛固涩。

酸枣仁　安神应使用炒品，且临用时炒制更佳，生酸枣仁可用于嗜睡证。《本草新编·卷之四》："不寐则宜炒，多寐则宜生……夫人不寐，乃心气之不安也，酸枣仁安心，宜用之以治不寐矣。然何以炒用枣仁则补心也？夫人多寐，乃心气之大昏也。炒用则补心气而愈昏，生用则心清而不寐耳。"然现今药理研究认为，酸枣仁生品、炒品均有镇静作用，有异于传统说法。

远志　生品服用，有轻度导致恶心呕吐的作用，经甘草水炮制后称制远志，致呕恶作用减轻，临床多用，经蜂蜜炮炙后称炙远志，长于祛痰止咳。

【辨药性用药】

安神药分为镇心安神药和养心安神药两大类，镇心安神药多为矿物药，质重下行，适用于实证的心神不宁。养心安神药多系种仁类药，具有滋养之功，宜于虚证的心神不宁。安神药除安神作用外，其他性能也应了解，如朱砂兼能清热解毒，磁石兼能聪耳明目、平肝潜阳、纳气平喘，琥珀兼能活血化瘀、利尿通淋，龙骨兼能平肝潜阳、收敛固涩，合欢皮兼能消痈散结，远志兼能开窍，交通心肾，夜交藤兼能祛风通络，灵芝兼能止咳平喘。临床应把握各药药性，正确应用之。

此外，龙骨擅治脐下悸动。《药征·卷下》："龙骨所治惊狂烦躁失精也。无容疑者，为则每值有其证者，辄用之而间有无效者，于是乎中心疑之。居数岁，始得焉。其人脐下有动而惊狂，或失精，或烦躁者，用龙骨剂，则是影响。其无脐下动者而用之，则未见其效。由是观之，龙骨之所主治者，脐下之动也。而惊狂、失精、烦躁，其所旁治也。学者审诸。"

柏子仁尚有理肝之功。《医学衷中参西录·第四期·第四卷》："柏子仁既禀金水之气，水能滋木，如统师者之厚其饷也。金能镇木，如统师者之严其律也。滋之镇之，则肝木得其养兼得其平，将军之官安其职矣……曾治邻村毛姓少年，其肝脏素有伤损，左关脉独微弱，一日忽胁下作疼，俾单用柏子仁一两，煎汤服之立愈。观此，则柏子仁善于理肝可知矣。"前人潜心揣摩，细心体验，发微药性，对于我们今日临证用药，益处良多。

【合理配伍用药】

神志不宁证辨证属于血虚者配养血药，火盛者配清热药，痰阻者配化痰药，血瘀者配活血药，气滞者配理气药等，标本兼治，方克有济。

【合理用量用药】

朱砂　有毒，《中国药典》规定生品内服，每日用量为0.1～0.5g。

合欢皮　安定五脏，用量宜大，《本草求真·卷一》指出，合欢皮"气缓力微，用之非止钱许可以奏效，故必须重用久服，方有补益怡悦心志之效矣"。

酸枣仁　药性和缓，尤需重用。《金匮要略》治疗虚劳虚烦不得眠的酸枣仁汤，用量多达"二升"（东汉一升约折合现今198mL），足见医圣张仲景用酸枣仁剂量之大。本人依据仲景圣法，临证使用酸枣仁治疗血虚失眠，一剂药一般为30g左右，收效较理想。

【合理用法用药】

安神药内服，适宜饭后服。若治心悸健忘，精神恍惚，可一日两服或三服。若治失眠，宜在晚上睡前半小时服用，不宜早晨进药。

在煎煮时，磁石、龙骨，入汤剂应先煎，促使药性溶出。琥珀不溶于水，不可入汤剂，宜入丸散剂服用。合欢蠲忿，萱草忘忧。萱草俗谓黄花菜、金针菜，入煎剂可煎汤以代替常水煎药。清代名医费伯雄《医醇賸义·卷二》治疗"忧愁太过，忽忽不乐，洒淅寒热，痰气不清"之萱草忘忧汤，用萱草之法是："金针菜一两，煎汤代水。"可供临床参考。

部分安神药的外用功能，值得了解。合欢皮可以入汤剂，也可入膏剂，《本草从新·卷七》："不拘入煎，为末熬膏，外治并妙。得酒良。"朱砂可以内服，亦可外用，如临床报道，飞朱砂水调，外涂劳宫穴，治疗小儿夜啼有良效。笔者验之有效。夜交藤水煎外洗，可治皮肤瘙痒。《本草纲目·第十八卷·草部七》：何首乌茎、叶，"主治风疮疥癣作痒，煎汤洗浴，甚效"。笔者临床每据此而用夜交藤治疗皮肤瘙痒。

远志外用，为疡科良剂。《医学心悟·第六卷》："远志膏，凡一切痈疽肿毒，初起之时，随用远志肉二三两，去心，清酒煮烂，捣为泥，敷患处，用油纸隔布扎定，越一宿，其毒立消，屡试屡验，其效如神。"古人这些宝贵经验，值得传承。

古人还利用磁石的磁性以疗病。《本草纲目·第十卷》："肾虚耳聋，真磁石一豆大，穿山甲烧存性，研一字，新绵塞耳内，口含生铁一块，觉耳中如风雨声，即通。"这种用法，或许可以改变耳膜的位置，从而有益于耳聋的康复。

【合理疗程用药】

安神药内服，神安则止，不必长期服用。《本草从新·卷十三》谓磁石："重镇伤气，可暂用而不可久。"至于酸枣仁，临床有报道，久服可产生耐药性，应当注意。

【防止不良反应】

《本草从新》认为，远志药性宣导，"纯虚无滞者忌"；柏子仁"多油而滑，作泻者禁与，多痰亦忌"；酸枣仁"专补肝胆……肝胆二经有实邪、热者勿用"；琥珀"淡渗伤阴，凡阴虚内热，火炎水亏者勿服，若血少而小便不利者，服之反致燥急之苦"；朱砂"多用独用，令人呆闷……若火炼则有毒，服饵常杀人"；磁石质重，妨碍胃气，"佐以神曲，消化滞气"，可治疗耳目失聪。使用安神药，应正确把握药性以及配伍、剂量、疗程等，防止不良反应的发生。

【参考现代研究用药】

一般安神药具有镇静、催眠、抗惊厥作用，这是治疗神志不宁证的药理学基础。此外，朱砂能降低大脑中枢神经系统的兴奋性，进入体内的汞，主要分布在肝肾而引起肝肾损害。磁石可抑制中枢神经系统的兴奋性，且炮制后作用明显增强。龙骨尚有促进血液凝固、降低血管壁通透性的作用。琥珀还可降温。酸枣仁另具有镇痛，降血脂，纠正心律失常等作用。柏子仁含有大量脂肪油，可润肠通便。远志兼能祛痰、利尿、降压。灵芝又具松弛支气管平滑肌、抗过敏、降血脂、抗心肌缺血、保肝、抗肿瘤、延缓衰老等作用。了解安神药的现代药理作用，对于正确运用安神药是有裨益的。

心病还需心药医。药能治病，不能治心，神志病证发病多与情志刺激有关，故临床使用安神药治疗神志不宁证的同时，应做好患者的思想疏导工作，提高患者自信心和配合度，应有助于用药疗效的提高。

第十六讲

平肝息风药的合理应用

凡以平肝潜阳、息风止痉为主要作用，主治肝阳上亢、肝风内动证的药物称平肝息风药。肝阳上亢的主症有面红目赤、头晕目眩、急躁易怒等，肝风内动的主症为惊厥抽搐或突然昏倒、不省人事、口眼歪斜、半身不遂等。二者的临床表现皆为现代医学之高血压病、中风病的常见症状，故认真研究平肝息风药的合理应用，对于有效防治脑血管病不无裨益。

【辨证候用药】

平肝潜阳药多为虫类药、矿物药，药性多寒凉，性主下降，适宜于肝阳独亢证或阴虚阳亢证。阳气下陷者忌用。息风止痉药多系虫类药，部分药兼有平肝潜阳作用，临床多用于肝阳化风证，也可用于热极生风证。慢惊风者慎用。

【辨采收时间用药】

地龙应采收老者，老者颈白，故又将优质地龙称"白颈地龙"。《本草纲目·第四十二卷》："入药用白颈，是其老者。"提示乡间自采地龙入药时应注意：体大者优于体小者，老龄者优于幼龄者。

【辨入药部位用药】

全蝎　可分为蝎身与蝎尾两部分，古来认为，蝎尾力紧。现代研究表明，全蝎具有较好的镇痛作用，其中蝎尾比蝎身强约5倍。在抗惊厥方面，蝎尾的作用约为全蝎的2～3倍。全蝎的急性毒性研究表明，蝎尾毒性约为蝎身的6倍。可见，临床使用全蝎镇痛和抗惊厥时，应注意使用蝎尾，但同时也需注意蝎尾的毒性。

蜈蚣　古有去头、足、尾者，近贤张锡纯认为，该药应全体入药，其在《医学衷中参西录·第四期·第四卷》中说："蜈蚣之为物，节节有脑，乃物类之至异者，是以性能入脑，善理脑髓神经，使不失其所司，而痫痉之病自愈。诸家本草，多谓用时宜去头足。夫去其头，即去其脑矣，更何恃上入脑部以理脑髓神经乎？且其头足黄而且亮，饶有金色，原其光华外现之处，即其所恃以治病有效之处，是以愚凡用蜈蚣治病，而必用全蜈蚣也。"张氏所言，为我们临床合理使用蜈蚣的入药部位提供了参考。

【辨药性用药】

羚羊角　功能清肝，平肝，解毒，《医学衷中参西录·第四期·第四卷》："性善退热却不甚凉，虽过用之，不致令人寒胃作泄泻，与他凉药不同。"可谓解热"良药"。该药又兼明目,尚为肝热目疾要药。

全蝎　息风止痉,为治风圣品。《本草从新·卷十七》:"凡疝气、带下,皆属于风,蝎乃治风要药,俱宜加而用之。"临床也常取其祛风之功,用于治疗皮肤瘙痒等病。全蝎又兼发汗之效。《医学衷中参西录·第四期·第四卷》:"一壮年,中风半身麻木,无论服何药发汗,其半身分毫无汗。后得一方,用药房中蝎子二两,盐炒轧细,调红糖水中,顿服之,其半身即出汗,麻木遂愈。"

蜈蚣　有毒,擅解蛇毒,性温又能壮阳。《本草纲目·第四十二卷》:"赤足蜈蚣最能伏蛇为上药,白芷次之。"笔者据此,在复方中加用蜈蚣,治疗蛇串疮(带状疱疹)每收良效。此外,临床报道有用蜈蚣治疗阳痿和不射精症者,大要是取其兴阳与通络之功。

地龙　药性有四。①下行。地龙常居地下,性主下行。以其下行,入膀胱经可以利水通淋,入肺经可以平喘,又可引药直达于足。②通络。地龙系虫类药,虫类善行,故可通经活络。③息风。地龙系虫类药,虫类搜风,故可息风止痉。④解毒,地龙最属寒性,擅解毒,将新鲜地龙置于清水中,使其排净肠腔泥土,然后将地龙放入一器皿中,把适量白糖撒在地龙身上,2小时后,地龙即化为血水。用棉签蘸此血水,外涂疮疡肿毒处(如腮腺炎等),可以解毒消肿。

刺蒺藜　除平肝潜阳,清肝明目,祛风止痒外,尚有补肾之功。《本草纲目·第十六卷》谓:"古方补肾治风,皆用刺蒺藜。"清代《古今医案按》称刺蒺藜为"旱草",旱草禀受阳气至足,能补壮阳气,故用治阳痿有效。蒺藜此一药性,应予了解。

天麻　在《神农本草经》中天麻名赤箭,既属补虚之味,又为祛风要药。《本草纲目·第十二卷》:"五芝之外,补益上药,赤箭为第一……眼黑头眩,风虚内作,非天麻不能治。天麻乃定风草,故为治风神药。今有久服天麻药，遍身发出红丹者，是其祛风之验也。"可见天麻补虚与祛风作用俱佳。

僵蚕除息风止痉，祛风止痒外，又擅利咽、软坚。《本草纲目·第三十九卷》谓"凡咽喉肿痛及喉痹，用此下咽立愈"，提示僵蚕虽未必有"下咽立愈"之效，但知其为利咽佳品。又谓："人间龟病不堪言，肚里生成硬似砖；自死僵蚕白马尿，不过时刻软如绵。神效。""痞块心痛，僵蚕末二钱，白马尿调服，并敷块上"。表明僵蚕软坚散结，消散痞块有良效。

【辨炮制品用药】

平肝息风药中的贝壳类药、矿物药，如珍珠母、赭石等，质地坚硬，煅制之后，质地稍软，药性易于发挥。但《医学衷中参西录·第四期·第二卷》指出，石决明宜生用不宜煅用，牡蛎可生用也可煅使。其谓：石决明"宜生研作粉用之，不宜煅用"，"牡蛎若做丸散，亦可煅用，因煅之则其质稍软，与脾胃相宜也。然宜存性，不可过煅。若入汤剂，仍以不煅为佳"。临床应用平肝息风药，应把握不同炮制品的药性，合理应用之。

【合理配伍用药】

使用平肝潜阳药，宜与滋阴药并行，滋阴以助潜阳。使用镇肝息风药，可与疏肝理气药并用，镇抚并施，因肝为将军之官，一味镇肝，恐致激变，故同时疏肝，条畅气机，以安抚肝脏。使用息风止痉药治热极生风证，应配伍清热药，以制木火相煽之势；治血虚生风证，需配养血药，以期标本兼治。

此外，王好古和张锡纯论述牡蛎、代赭石的配伍应用，颇值得参考。王好古《汤液本草·卷之六》谓：牡蛎"为软坚之剂，以柴胡引之，故能去胁下之硬；以茶引之，能消结核；以大黄引之，能除股间肿；地黄为之使，能益精收涩，止小便，本肾经之药也"。张锡纯《医学衷中参西录·第四期·第二卷》谓："人参可以救气分之脱，至气欲上脱者，但用人参专有助气上升之弊，必与赭石并用，方能引气归原，更能引人参补益之力下行，直至涌泉。"

【合理剂型用药】

平肝息风药多入汤剂。但决明子也可外用或直接吞服，《本草纲目·第十六卷》："以水调末，涂肿毒……作枕，治头风明目……治肝热风眼赤泪，每旦取一匙，妥净，空心吞之，百日后夜见物光……目赤肿痛，决明子炒研，茶调敷两太阳穴，干则易之，一夜即愈。"刺蒺藜也有用作散剂的，《本草纲目·第十六卷》："白癜风疾，白蒺藜子六两，生捣为末，每汤服二钱，日两服，一月绝根。服至半月，白处见红点，神效。"全蝎适宜作散剂服用，节省药材，且药性发挥充分。蜈蚣可做散剂与酒剂，《医学衷中参西录·第四期·第四卷》："有病噎者，服药无效，偶思饮酒，饮尽一壶而病愈。后视壶中有大蜈蚣一条，恍悟其病愈之由，不在酒而在酒中有蜈蚣也。"说明蜈蚣入药，做酒剂服用亦佳。牡蛎也可作散剂服，《医学衷中参西录·第四期·第二卷》："一少年，项侧起一瘰疬，大如茄，上连耳，下至缺盆，求医治疗，言服药百剂，亦不能保其必愈。而其人，家贫佣工，为人耘田，不惟无钱买如许多药，即服之亦不暇。然其人甚强壮，饮食甚多，俾于每日三餐之时，先用饭汤送服牡蛎细末七八钱，一月之间消无芥蒂。"此法宜于体壮胃强者。僵蚕为肝经药，肝其华在爪，故僵蚕用作烟熏剂可以厚甲，《本草纲目·第三十九卷》："人指甲软薄者，用此烧烟熏之则厚。"

【合理剂量用药】

平肝息风药中的几种动物药应注意用量。《中华人民共和国药典》规定：全蝎内服每日 3 ~ 6g。蜈蚣每日 3 ~ 5g。然现今药房调剂蜈蚣是按"条"计量的，应予纠正。羚羊角每日 1 ~ 3g，若磨汁或研粉服，每次

0.3 ～ 0.6g。上述为法定剂量，应准此而行。

【合理用法用药】

平肝息风药中的贝壳类药、矿物类药如牡蛎、石决明、珍珠母、赭石等入汤剂宜先煎，以促使其有效成分溶出。钩藤应后下，《本草从新·卷五》："久煎则无力，俟他药煎就，方入钩藤，一二沸即起，颇得力也。"现代研究表明，钩藤的主要降压成分为钩藤碱，其对热不稳定，煎煮超过20分钟则降压作用减弱，故当后下。

【防治不良反应发生】

《本草从新》提出部分平肝息风药的禁忌，如全蝎"似中风及小儿慢脾风，病属于虚者，法咸禁之"。牡蛎"有寒者禁与"。石决明"多服令人寒中"。白僵蚕"诸证由于血虚，而无风寒客邪者，勿用"。钩藤"无火者勿服"。羚羊角"能伐生生之气，无火热勿用"。《本草纲目·第十六卷》指出决明子"切忌泡茶，多食无不患风"，但当今临床使用本品泡服，希冀减轻体重，降低血脂者较为常见，不可不慎！此外，笔者于临床看到，刺蒺藜作散剂内服，易致皮肤瘙痒之过敏反应，应予注意。

【结合现代研究用药】

药理研究表明，平肝息风药中的石决明、牡蛎、珍珠母具有镇静、抗溃疡等作用。赭石有镇静，促进红细胞及血红蛋白新生等作用。羚羊角有解热、镇静、镇痛、抗惊厥、降血压等作用。钩藤有降血压、镇静、解痉平喘等作用。天麻能镇静、镇痛、抗惊厥、催眠及迅速降血压。地龙有缓慢而持久的降血压、抗心律失常、舒张支气管、抗肿瘤、抗血栓形成、杀精子等作用。全蝎有抗惊厥、抗癫痫、镇痛以及显著而持久的降血压、抗血栓形成等作用。蜈蚣有中枢抑制、降血压、镇痛以及抗惊厥等作用。僵蚕能催眠、抗惊厥、降血糖及抑制肿瘤。临床应用平肝息风药，应注意参考其药理研究而合理应用之。

目前，中老年人的常见病有高血压病、中风等，这些病的证型多见肝阳上亢或肝风内动，平肝息风药具有平肝潜阳和息风止痉的作用，故深入研究其合理应用，是防治中老人常见病之所需。

第十七讲
开窍药的合理应用

　　凡以开窍醒神、主治闭证昏迷为主要作用的药物称开窍药。开窍药主入心经，重在开通心窍，启闭回苏，用于治疗温病热陷心包、痰浊蒙蔽心窍之神昏谵语，以及惊风、癫痫、中风之猝然昏厥等。开窍药辛香走窜，为救急、治标之品，用之得当，起死回生，用之不当，耗伤正气，加重病情，故其临床应用必须合理、科学。

【辨证候用药】

昏迷有闭证昏迷与脱证昏迷之别，闭证昏迷需用开窍药通关开窍，苏醒神志，脱证昏迷急需补虚固脱，非开窍药所宜。闭证与脱证，情若冰炭，闭证误用补虚药，愈病无望，脱证反投开窍药，危亡立至。闭证者，昏迷兼见两拳握固、牙关紧闭、大小便不通、脉实有力等。脱证者，昏迷兼见手撒、口开、目合、二便失禁、声息如鼾、脉微弱欲绝等。临床使用开窍药，必须明辨闭证与脱证，误投则祸不旋踵。

就闭证昏迷言，又分热闭与凉闭。热闭昏迷，兼身热、面赤、脉数等，需用凉开药如冰片、牛黄等。凉闭昏迷，兼身冷、面青、脉迟等，当用温开药如麝香、苏合香等。温开药与凉开药，随证而施，方克有济。

【辨品种用药】

石菖蒲为天南星科植物石菖蒲的根茎，环节紧密，古人认为"一寸九节者良"，故古代又称"九节菖蒲"。其根络石而生，因名"石菖蒲"，现今以此为通用名，不复使用九节菖蒲之名了。至于今之所言"九节菖蒲"，与古之"九节菖蒲"（石菖蒲）不同，其始载于《中药志》，系毛茛科植物阿尔泰银莲花的根茎。二药均能开窍豁痰、散风祛湿，而石菖蒲开窍功著。石菖蒲药材呈扁圆柱状，直径约 5 ~ 10mm，断面纤维性，气芳香。九节菖蒲药材呈纺锤状，直径约 3 ~ 7mm，断面粉性，气微。用时注意区分。

【辨药性用药】

麝香　以香气远射，故名麝香，功能开通诸窍，为开关通窍第一要药，主治寒闭昏迷，但对热闭昏迷亦效。又因其辛香走窜，能开气分之滞，散血分之结，而擅活血止痛，治心腹疼痛、癥瘕积聚功良，现今用于抗肿瘤甚效。此外，麝香兼能消积，《本草图经·兽禽部卷第十三》："麝子夏食蛇虫多，至寒则香满，入春急痛，自以爪剔出之，落处远近草木皆焦黄，此极难得。今人带真香过园中，瓜果皆不实。"《本草纲目·第五十一卷》："《济生方》治食瓜果成积作胀者用之，治饮酒成消渴者用之，云果得麝则坏，酒得麝则败。"麝香擅消瓜果积与酒积，于此可知。

冰片　冰片的药性有六。一是见效快。冰片清香为百药之先，万物中香无出其右者。香可开窍，故开窍之力甚强，取效于须臾之间，现今的"速效救心丸"配方由川芎、冰片组成，治疗心绞痛所以获效之速，冰片之功也。二是擅治热闭昏迷。冰片性凉，故其治热邪闭阻心窍致昏迷者适宜。三是长于止痛。该药大辛善走，通利结气，内服外用均有显著的止痛作用。临床报道，将冰片15g溶于适量白酒中，用棉签蘸药液外涂疼痛部位，治疗肝癌后期疼痛，约15分钟见效。四是发散火邪。《本草纲目·第三十四卷》："目病、惊病、痘病，皆火病也。火郁则发之，从治之法，辛主发散故尔。"可见，冰片辛香透散，可以发越里热。五是引药入骨。冰片又名龙脑香、梅片，《本草纲目·第三十四卷》："龙脑入骨，风病在骨髓者宜用之，若风在血脉肌肉，辄用脑、麝，反引风入骨髓，如油入面，莫之能出也。"六是入肺经。《本草纲目·第三十四卷》："其气先入肺经，传于心脾，能走能散，使壅塞通利。"据《山东医药》1987年报道，扑尔敏4mg×100片，冰片2g，共研极细末。先从一侧鼻孔猛吸一下，再从另一侧鼻孔吸入等量，每日2～3次。治疗过敏性鼻炎83例，痊愈80例。临床熟悉冰片复杂的药性特点，据证用之，可收速效。

石菖蒲　石菖蒲的药性有三。一是通利诸窍。冬至后菖蒲始生，为百草之先，于是始耕。菖蒲先于百草萌发，故通窍作用甚佳。《神农本草经》谓其能开心孔，通九窍，故凡诸窍不通，如心窍闭阻之健忘、昏迷，耳窍不通之耳聋耳鸣等，皆可选此。然其尤擅开通心窍，是益智强记的要药。二是擅和胃化湿。菖蒲生于水石之间，不藉土力，知其自身兼有"土"之化，中焦脾胃属土，故能和胃。生于水中，逆水而生，知其能胜湿，故能治疗中焦湿盛、脾胃不和之心腹痛、霍乱吐泻转筋等。三是兼可祛风湿。菖蒲味辛能散，功能祛风，气芳香则能除湿，故亦为治风湿痹痛常用药。据《浙江中医杂志》1992 年报道，用石菖蒲 200g，浸入 1kg 60 度左右白酒内，密封，半月后启用，此为一个月剂量。每日早晚各饮 2～3 杯。治疗风湿痹痛 49 例，多获减轻或缓解疼痛之效。

苏合香、安息香　开窍醒神，主治寒闭昏迷。安息香又擅辟邪，可治心腹恶气、鬼疰等。《本草纲目·第三十四卷》："此香辟恶，安息诸邪，故名。"苏合香极能调和脏腑，却腹中诸疾，《本草纲目·第三十四卷》："苏合香气窜，能通诸窍脏腑，故其功能辟一切不正之气。"凡气滞、血瘀、痰阻、寒凝所致之胸腹疼痛，用之皆宜。

【合理配伍用药】

开窍药属治标之品，临床应用需针对引起闭证的病因而采取不同的配伍，如热闭者配伍清热解毒药，寒闭者配伍温里散寒药，痰阻者配伍化痰药，血瘀阻闭心窍者配伍活血化瘀药，等等。

开窍药之冰片不宜单独使用，也不可用作方剂中的君药。《本草衍义·卷之十四》谓：冰片"独行则势弱，佐使则有功。于茶叶亦相宜，多则掩茶气味"。明确指出了冰片在方剂中的配伍意义以及适宜的配伍。

石菖蒲　石菖蒲亦适宜作佐使药使用。清·陈士铎《本草新编·卷之一》："止可为佐使，而不可为君药。开心窍，必须君以人参。通气，必须君以芪、术。遗尿欲止，非多加参、芪，不能取效。胎动欲安，非多加白术，不能成功。除烦闷，治善忘，非以人参为君，亦不能两有奇验也。""或疑石菖蒲能治健忘，然善忘之症，用之绝少效验，何耶？善忘之症，因心窍之闭耳。心窍之闭者，由于心气之虚，补心之虚，舍人参无他药也。不用人参以补虚，惟恃菖蒲以开窍，窍开于一时而仍闭，又何益哉？夫开心窍尚君以人参，岂治善忘而反遗人参能取效乎？"陈氏对石菖蒲配伍的阐发，深入详明，值得重视。

【合理剂型用药】

开窍药麝香、苏合香、安息香气味芳香，宜入丸散剂，不可入煎剂。石菖蒲多入汤剂，又可用作外用剂，如《本草衍义·卷之七》用此治疗疮疡，其谓："有人患遍身生热毒疮，痛而不痒，手足尤甚，然至颈而止，黏着衣被，晓夕不得睡，痛不可任。有下俚教以菖蒲三斗，剉，日干之，杵罗为末，布席上，使病疮人恣卧其间，仍以被衣覆之。既不黏着衣被，又复得睡，不五七日之间，其疮如失，后自患此疮，亦如此用，应手神验。"

冰片甚清香，可作酒剂，也可用作丸散剂，不宜入汤剂。该药难溶于水（高温加振荡可以溶解，但水温降至常温后复析出结晶），易溶于乙醇，故可考虑作酒剂、酊剂，以利药性发挥，但内服从慎，要严格把握剂量。

【合理剂量用药】

开窍药药性快捷，用量大则耗散元气，量小则难以取效，故《中国药典》规定的剂量应熟悉：麝香入丸散剂每日 0.03 ~ 0.1g，冰片 0.15 ~ 0.3g，苏合香 0.3 ~ 1g，安息香 0.6 ~ 1.5g。石菖蒲入汤剂 3 ~ 9g。

【防止发生不良反应】

开窍药不可用于脱证昏迷，孕妇亦须禁用。麝香内服有极强的抗生育、致流产作用，孕妇切不可使用。麝香内服忌大蒜，且"不可近鼻，有白虫入脑，患癫。久带其香，透关，令人成异疾"（《本草纲目·第五十一卷》）。冰片内服需慎，李时珍谓："人欲死者吞之，为气散尽也……宋代文天祥、贾似道皆服脑子求死不得，惟廖莹中以热酒服数握，九窍流血而死。此非脑子有毒，乃热酒引其辛香，散溢经络，气血沸乱而然尔。"可见，大量冰片用酒送服，有殒命之险。石菖蒲香燥而散，阴血不足者禁之，精滑汗多者尤忌。开窍药系速效药，用之不当，不良反应可速见，故用时必须认真分析证候，斟酌药性，控制剂量。

【参考现代研究用药】

麝香对中枢神经系统呈双向调节作用，小剂量兴奋，大剂量抑制，可显著减轻脑水肿，改善脑循环，还有镇痛、抗心肌缺血、抗血栓形成及抗肿瘤作用，对在位子宫有显著兴奋作用。冰片进入机体，5 分钟可以透过血脑屏障，并在脑内蓄积时间长、含量高，兴奋中枢神经，尚可抗心肌缺血。苏合香能抗血栓，抗心肌缺血，抑制血小板积聚。石菖蒲煎剂有中枢镇静、抗惊厥作用，制止胃肠异常发酵，水煎醇沉液有增强学习记忆能力等作用。了解开窍药的作用机理，有利于合理应用此类药。

当今临床的昏迷病人，多就诊于西医，中药开窍药虽可启闭醒神，但真正用于治疗昏迷者甚少。心为君主之官，心窍开则神慧智聪，临床可考虑取开窍药开心窍之功，用于治疗心窍阻蔽、心智不清之健忘、痴呆、癫证等，值得深入研究。

第十八讲

补益药的合理应用

　　凡以补阳为主要作用，主治阳虚证的药物称补阳药，凡以补气为主要作用，主治气虚证的药物称补气药。气虚为阳虚之渐，阳虚为气虚之甚，阳虚与气虚每每并见，故补阳药与补气药的合理应用一并讲述。

　　凡以补阴为主要作用，主治阴虚证的药物称补阴药，凡以补血为主要作用，主治血虚证的药物称补血药。阴与血均属阴，故补阴药和补血药的合理应用合并讲述。

补阳药与补气药的合理应用

【辨证候用药】

补阳药主治阳虚证，阳虚证多见畏寒肢冷、口淡不渴、小便清长、大便溏薄、阳痿早泄、宫冷不孕、遗尿尿频、舌淡苔白、脉迟无力等。补气药主治气虚证，气虚证每见神疲乏力、气短懒言、恶风自汗、食少便溏、脏器下垂、舌淡苔白、脉象细弱等。临床应明辨阳虚与气虚，随证用药。

【辨体质用药】

补气药黄芪、人参的适宜体质，如《本草纲目·第十二卷》所说："黄芪补元气，肥白而多汗者为宜，若面黑、形实而瘦者服之，令人胸满。"人参"凡人面白、面黄、面青黧悴者，皆脾肺肾气不足，可用也；面赤、面黑者，气壮神强，不可用也"。可见，参、芪宜于面白多汗的虚寒体质，不宜于面黑形瘦的热盛之体。

补阳药鹿茸、仙茅、巴戟天、阳起石、冬虫夏草等，药性温热，适宜于虚寒之质，阴虚火旺者慎投。

【辨地域用药】

蜂蜜质润，西北干燥，居其处，宜食之。《本草纲目·第三十九卷》："蜜喜入脾，西北高燥，故人食之有益。东南卑湿，多食则害生于脾也。"指出蜂蜜在我国西北地区宜食，东南地区当慎。

【辨产地用药】

长期以来，中医认为高丽人参质优，其次东北人参。高丽参又以金刚山所产者更佳，名别直参。但古人认为，山西省长治市（古称上党）所产人参最优，其次为百济（在韩国）和高丽（在朝鲜）所产者。如《本草纲目·第十二卷》云："俗乃重百济者，形细而坚白，气味薄于上党者。次用高丽者，高丽即是辽东，形大虚软，不及百济，并不及上党者。"人参究竟以何地所产为良，还需进一步研究。

大枣南北皆产。《本草衍义·卷之十八》："今先青州，次晋州，此二等可晒曝入药，益脾胃为佳，余止可充食用。"《本草备要·果部》："北产肥润者良（昂按：金华南枣，更胜于北；徽宁所产，亦有佳者）。"说明山东东部和山西南部出产的大枣质佳，但南方大枣也可入药。

蜂蜜与海马的药性也与产地有关。《本草纲目·第三十九卷》："闽、广蜜极热，以南方少霜雪，诸花多热也。川蜜温，西蜜凉矣。"《本草新编·卷之五》："或问海马以何地生者为佳？海马沿海多生之，而最能兴阳者，山东第一，广东次之。盖山东尤得生气也。"此为临床选用蜂蜜和海马提供参考。

冬虫夏草因产地不同而质量有别。《本草从新·卷一》："四川嘉定府所产者最佳，云南、贵州所出者次之。"嘉定即今之乐山市，在四川中南部，可见四川所产冬虫夏草亦优，值得重视和开发。

【辨品种用药】

蜂蜜有黄、白之分，古人认为蜜色不同，药性各别。《本草新编·卷之五》："世人以白蜜为上，不知采黄花则蜜黄，采白花则蜜白。黄胜于白，而世人未知也。盖花黄者得中州之气，花白者得西方之气耳。"此言黄蜜质优。但清·黄宫绣《本草求真·卷一》指出："滋补药俱用白蜜为丸，取其和胃润肺也。至于赤蜜，食之使人心烦，以其味酸者，故惟降火药用之。"可见，蜂蜜宜辨色使用。

【辨采收时间用药】

人参生长时间越长越优，古有"百年人参"之说。肉苁蓉在苗未出土或刚出土时采挖，称淡大芸（甜大芸），长于润肠通便；在秋季采挖，置于盐糊中腌制，称盐大芸，长于补肾壮阳。鹿茸宜采收如马鞍状的二杠茸，亦可采收三杠茸，至于初生茸如茄状者名茄茸，质太嫩，血气未具，其用少力，过时则骨化成鹿角，坚老而力衰。

【辨入药部位用药】

人参芦性主上行，涌吐痰饮；人参须性主下行，补力弱，治络虚；人参粗根条，力薄，横行手臂，长于生津止渴及治疗痹痛；人参叶苦寒，清热解毒，但损气败血。蛤蚧需带尾使用，有"尾不全者不效"之说。鹿茸之远端优于近端，壮阳力著。临床应用时，需根据不同的入药部位而合理使用。

【辨炮制品用药】

补气药中，人参生品晒干名生晒参，性偏平，长于生津止渴，蒸晒后名红人参，性偏温，长于大补元气。黄芪生品长于利水消肿，托疮生肌，炙品长于补气升阳，固表止汗。白术之生品长于燥湿利水，固表止汗，安胎通便，炒焦品长于健脾止泻。山药生用性平偏润，长于补益肺脾肾三脏之气阴，炒用长于健脾止泻。甘草之生者性平偏凉，炙品性平偏温，用时应予区别。

补阳药中，淫羊藿生品，《神农本草经》谓其性微寒，笔者临床每用30g于汤剂中，未见其燥热之象；淫羊藿用羊油炙，性温，其补肾壮阳作用优于生品。杜仲生品长于补肝肾、强筋骨，炒炭品长于安胎止漏。用当分辨。

【辨药性用药】

黄芪　黄芪，古称黄耆，长也，黄耆（芪）乃补气药之长，故名。黄芪为补三焦之药，《汤液本草·卷之三》："治气虚盗汗并自汗，即皮表之药；又治肤痛，则表药可知；又治咯血，柔脾胃，是为中州药也；又治伤寒、尺脉不至，又补肾脏元气，为里药。是上、中、下、内、外三焦之药。"又，《神农本草经》载黄芪主小儿百病，笔者据此认为，既然其能治小儿百病，成人何病不可用呢？临床遂常用该药缓解疲劳，获良效。

甘草　甘草除补气、缓急、润肺等药性外，其引药归经及解毒之功需要注意。《本草纲目·第十二卷》："凡不满而用炙甘草为之补，若中满而用生甘草为之泻，能引诸药直至满所……甘草解百毒，如汤沃雪……方称大豆汁解百药毒，予每试之不效，加入甘草为甘豆汤，其验乃奇也……些小痈疖发热时，即用粉草节，晒干为末，热酒服一二钱，连进数剂，痛热皆止。"可见，甘草能引药达于腹满处，并解百毒。

鹿茸与菟丝子　补阳药中的鹿茸，禀天地纯阳之性，为补肾壮阳的代表药，且可益精血。补骨脂与益智仁均温补脾肾，补骨脂主入肾经，治下焦虚寒诚有良效，外用治疗白癜风有功。益智仁主入脾经，温脾摄涎功良，古方多用益智，夜多小便用之有验。菟丝子禀天地中和之气，故能阴阳两补，尤擅治遗精，因其为无根之草，可治无端之梦遗，居功为多。

杜仲与续断　补肾壮骨药中的杜仲与续断均补肝肾、强筋骨、安胎，笔者依《本经》记载而常用杜仲为主治疗肾虚腰背痛及小便淋沥、阴囊潮湿，多收佳绩。续断能使续者断，又使断者续，故名。使续者断，可治妇科下血淋沥不止，使断者续，可治骨折筋断、腰膝疼痛如折等。

【合理配伍用药】

补气药配伍理气醒脾药，则补而不滞。补阳药配伍养阴药，则阳得阴助而生化无穷，且无燥热之弊。

此外，人参单用，名独参汤，可大补元气，与附子配伍名参附汤，能顷刻化气于乌有之乡，生阳于命门之内。黄芪配升麻补气升阳，配当归气血两补，研究表明，传统的"五倍黄芪归一份"是芪、归的最佳配伍比例，黄芪配人参、甘草为除气虚肌肤燥热之圣品，即甘温除大热的代表性药对。白术配附子，擅除肌肉关节间寒湿。甘草入和剂则补益，入凉剂则泻热，入汗剂则解肌，入峻剂则缓正，入润剂则养血，并能解诸药毒及儿胎毒，以致尊为国老，方中多用之。

补气药的禁忌配伍，亦需了解。人参、西洋参、党参不宜与藜芦同用，甘草不宜与海藻、芫花、甘遂并服，人参忌与五灵脂、莱菔子共进，蜂蜜不可与葱白共食，等等。

【合理剂量用药】

中医用药有合理与合法之分，合法用药即按照《中国药典》规定剂量用药，如西洋参入汤剂每日 3 ~ 6g，白术 6 ~ 12g，菟丝子 6 ~ 12g 等。而合理用药，则根据药性与病证需要而确定用量，如古籍中的用药剂量值得参考。

《本草新编·卷之一》记载人参大量使用，补元气、定喘逆："人气脱于一时，血失于顷刻，精走于须臾，阳绝于旦夕，他药缓不济事，必须用人参一二两或四五两，作一剂，煎服以救之。否则，阳气遽散而死矣……人参定喘之神方，除胀之仙药……然少用则泛上，转觉助喘，必须用至一二两，则人参始能下行，生气于无何有之乡，气转其逆而喘可定也。"

《本草新编·卷之一》论述白术、菟丝子大量服用，分别治腰痛及遗精，"如人腰痛也，用白术二三两，水煎服，一剂而痛减半，再剂而痛如失矣"，"遇心虚之人，日夜梦精频泄者，用菟丝子三两，水十碗，煮汁三碗，分三服，早、中、夜各一服即止，且永不再遗"。笔者据此而用之，多效。

《医林改错》中每每重用黄芪，如黄芪赤风汤、黄芪甘草汤用黄芪二两（60g），补阳还五汤、黄芪防风汤用黄芪四两（约120g）。现今临床，黄芪大剂量使用对于中风半身不遂确有效验。

《本草备要·卷之一》关于甘草用量的论述，也给人启示。其谓："益气、补中、泻火、解毒诸剂，皆倚甘草为君。必须重用，方能见效，此古法也。奈何时师每用甘草不过二三分而止，不知始自何人。相习成风，牢不可破，殊属可笑。"

中药用量关乎疗效，用量之合法与合理如何取舍，确需医者权衡。

【合理用法用药】

补阳药与补气药多入汤剂，空腹或饭前服用，利于药物的吸收与药性充分发挥作用。其中人参、西洋参、冬虫夏草需另炖、久煎，促使有效成分完全溶出。

清代医家徐大椿有关人参的特殊用法，颇耐寻味。《洄溪医案·痰喘亡阴》："观察毛公裕，年届八旬，素有痰喘病，因劳大发，俯几不能卧者七日，举家惊惶，延余视之。余曰：此上实下虚之证，用清肺消痰饮，送下人参小块一钱，二剂而愈。毛翁曰：徐君学问之深，固不必言，但人参切块之法，此则聪明人以此炫奇耳。后岁余，病复作，照前方加人参煎入，而喘逆愈甚。后延余视，述用去年方而病有加。余曰：莫非以参和入药中耶？曰然。余曰：宜其增病也。仍以参作块服之，亦二剂而愈。盖下虚固当补，但痰火在上，补必增盛，惟作块则参性未发，而清肺之药已得力过腹中，而人参性始发，病自获痊。此等法古人亦有用者，人自不知耳，于是群相叹服。"同是人参，煎汤服与打块服，效应如此悬殊，中药之用法不能不究。

【防止不良反应】

补阳药性温热，用之不当，燥热内生。补气药可壅滞气机，过用则气滞闷塞。如《本草从新》谓：黄芪"极滞胃口，胸胃不宽者勿用；实表，有表邪及表旺者勿用；助气，气实者勿用；多怒则肝气不和，亦禁用"。甘能令人中满，甘草味甘，中满证忌之，久服导致水钠潴溜，形成水肿等等，不可不慎。

【参考现代研究用药】

人参能调节中枢神经系统兴奋与抑制过程的平衡，降低血糖、血脂，增强免疫功能，抗氧化，抗肿瘤，抗疲劳，增强记忆力，强心，抗休克。西洋参能抗辐射，抗心律失常，抗心肌缺血。党参能升高白细胞，降低尿蛋白。黄芪有保肝，改善肾功能，利尿，降血压，增强免疫功能，抗血栓等作用。甘草有糖皮质激素样作用，能抗过敏，抗溃疡，止咳。鹿茸能促进生长发育，增强免疫功能，促进造血机能，有性激素样作用。淫羊藿能降低血糖，促进精液分泌，预防骨质疏松。补骨脂有致光敏作用，促进黑色素合成，但可导致皮肤老化，并有雌激素样作用。益智仁具有健胃，抗利尿，减少唾液分泌等作用。冬虫夏草具有祛痰，平喘，抗心肌缺血，抗癌，抗血栓形成，调节免疫功能等作用。紫河车能增强机体抗病能力，并可促进乳腺、子宫、卵巢、睾丸的发育。杜仲能降低血压。了解这些药理作用，对于合理应用补阳药、补气药是有裨益的。

自古以来，世人闻补则乐之，但能否补与如何补，不可不知。补益药应用切理，正安邪去，不切理，虽人参亦如鸩毒，所以补药也需认真研究其合理应用。

补阴药与补血药的合理应用

【辨证候用药】

补血药主治血虚证，血虚证主证有面、唇、甲、舌淡白无华，脉细舌瘦，兼见失眠健忘、心悸怔忡、月经量少、视物昏花等。补阴药主治阴虚证，阴虚证多见口干舌燥、肌肤干涩、大便干结、五心烦热、潮热盗汗、脉象细数、舌红无苔等。辨明阴虚证与血虚证，再投补阴药或补血药方为允当。

【辨体质用药】

（1）根据体形用药　胖人多痰湿，瘦人多阴虚，故体瘦者大法宜用补阴药、补血药，以补益阴血、充养形体。

（2）根据体表脉络用药　《素问·平人气象论》："臂多青筋者，曰脱血。"提示前臂静脉暴露显著者属血虚之体，可酌情用补血药。

（3）根据性别用药　《本草纲目·第十六卷》："男子多阴虚，宜用熟地黄；女子多血热，宜用生地黄。"所以就补血药地黄言，男子宜用熟地，女子宜用生地。此辨体质应用补益阴血药之大略。

【辨时序用药】

中医用药，因时而用，勿违天和。《本草纲目·第十四卷》："芍药泻脾火，性味酸寒，冬月必以酒炒用。"提示冬季气候严寒，若使用生白芍，有寒中伤阳之虞，需酒炒以避寒凉，始为合理。

【辨产地用药】

（1）辨产地，明优劣　药材质量与产地关系密切，如熟地以怀庆（今河南沁阳）者为优，阿胶以山东东阿者为胜，枸杞子以宁夏者为佳，麦冬以四川、浙江者为上等等。用药应注意分辨产地，详查质量。

（2）辨产地，别药性　当归补血活血。《本草备要·卷之一》，"川产者力刚善攻，秦产者力柔善补"，"秦产当归头圆尾多，肥润气香者良，名马尾当归"。可见，川产当归活血力强，秦产当归补血功优，用时应注意区别。

【辨品种用药】

何首乌有赤白之分，二者均能补肝肾、益精血、乌须黑发，其中赤何首乌即现今常用的何首乌，系蓼科植物，生用兼能通便截疟解毒。白何首乌为萝藦科植物，兼能健脾益气。沙参有南北之别，二者均能润肺养阴、益胃生津，均为补阴要药，王好古谓"人参补五脏之阳，沙参补五脏之阴"，但南沙参属桔梗科，兼能祛痰，北沙参属伞形科，养阴生津力强，用当别之。石斛的品种不同，质量有异。《中国药典》品种有五种，其铁皮石斛最优，环草石斛其次，黄草石斛、金钗石斛、马鞭石斛质差。铁皮石斛、环草石斛植株小，常谓"小黄草"，后三者植株粗大，俗称"大黄草"。铁皮石斛嫩时可加工成耳环石斛，作茶剂，生津而不寒凉。临床使用石斛，当注意分辨品种。

【辨入药部位用药】

补血药中的当归、白芍二药，应用时需注意其不同部位的性能。如当归，《本草求真·卷一》谓："当归头则止血上行，身则养血中守，尾则破血下流，全则活血不走。"《本草纲目·第十四卷》谓："治上当用头，治中当用身，治下当用尾，通治则全用，乃一定之理也"。又如白芍与赤芍，二者均以芍药的根入药，但赤芍为干燥全根，白芍为去根皮的木质部经过水煮加工而成，二者入药部位有异，一活血，一养血，用需注意。

补阴药麦门冬、龟板入药亦需分部位使用。麦冬有带心使用和去心使用的不同，带心使用长于入心经，擅清心除烦，治疗热扰心神的心烦失眠效优，去心入药则养阴润肺、益胃生津功佳。龟板（龟甲）禀天地纯阴之性，入药以腹甲（下甲）为良，而《中国药典》将腹甲、背甲并作龟板，用时当予区分。

【辨炮制品用药】

当归养血用生品，活血调经宜用酒制品。白芍常生用，为防其寒凉伤中之弊当用酒白芍。何首乌取其补肝肾、益精血、乌须黑发之功使用制品，取其通便解毒之功使用生品。玉竹治疗阴虚外感宜生用，治疗阴虚津亏宜制用。鳖甲滋阴潜阳可生用，软坚散结宜醋制。临证用药，需别生、制品之药性，然后恰当运用，提高疗效。

【辨药性用药】

补血药　补血药中的熟地，填精益髓、补血养阴，为补血上剂。上等阿胶由阿井水熬制而成，阿井水，质重，重则沉降，故阿胶有向下向里之性，向下可达于下焦，补益肝肾之阴，向里可入于血分，补血止血，是治疗肾阴虚之心肾不交证以及血虚证、虚寒性出血证的要药。

补阴药　补阴药中的天门冬和麦门冬均能养阴清肺、益胃生津、润肠通便，但麦门冬四季常青，将地门启开，吸水精之气上行，上行则走上焦，养阴润肺功良，且可清心除烦。天门冬则将天门打开，使水液下行，兼走下焦，润肠通便功优，且可补肾益精，填补精髓。《备急千金要方》治疗男子肾虚不育的"庆云散"即以天门冬为君药。他如石斛，功擅养阴，又为脾胃要药。斛乃量具，入而复出，人体转出转入者脾胃，故石斛健脾益胃功佳。黄精与山药功似，二药均能补气养阴、益肺脾肾，但山药重在补气，偏走中焦；黄精重在养阴，偏走下焦。枸杞子补肝肾、养阴血，性味甘平，古代另有"离家千里，勿食枸杞"之说，提示枸杞子尚有壮阳之功。女贞子《神农本草经》指出其"主补中，安五脏，养精神，除百病"，功效堪佳，李时珍感叹曰："女贞，实乃上品无毒妙药，而古方罕知用者，何哉？"今以女贞子配黄芪，气阴两补，每收佳绩。

【合理配伍用药】

人体的阴与血，在生理上相互化生，病理上相互影响，故补血药与补阴药配伍使用，可加强疗效。然补益阴血之品，药性滋腻，故每需与健脾醒胃药相伍，防其腻滞脾胃。

补血药与补阴药的常用药对，也需了解。白芍配甘草功能养血柔肝、缓急止痛，治疗下肢筋脉拘挛疼痛有效。《经方实验录·中卷》："辛未之秋，予家筱云四弟妇来诊，无他病，惟两足酸疼拘急三年矣。其子荫衢问可治与否，予告以效否不可必，药甚平稳，不妨姑试之。乃为用赤白芍各一两，生草八钱。至第三日，荫衢来告曰，服经两剂，今已行步如常矣。"笔者据此大剂量用白芍治疗足痛难以任地，每收良效。

玉竹配人参，陈士铎颇重之。《本草新编·卷之三》："葳蕤补阴，必得人参补阳，乃阴阳既济之妙，所收功用实奇。故中风之证，葳蕤与人参煎服，必无痿废之忧。惊狂之病，葳蕤与人参同饮，断少死亡之病。盖人参得葳蕤益力，葳蕤得人参鼓勇也。"可见，玉竹与人参相伍，治疗中风、惊狂有效。

此外，南沙参、白芍不可与藜芦同服，属配伍禁忌，应注意。

【合理剂量用药】

补血药中，熟地宜重用。《本草求真·卷一》："阳性速，故人参少用亦可成功。阴性缓，熟地非多难以奏效。"关于当归在复方中的作用和用量，陈士铎所言值得参考，其谓："用之寒则寒，用之热则热，无定功也。功虽无定，然其要不可谓非君药。如痢疾也，非君之以当归，则肠中积滞不能去；如跌伤也，非君之以当归，则骨中之瘀血不能消；大便燥结，非君之以当归，则硬粪不能下；产后亏损，非君之以当归，则血晕不能除；肝中血燥，当归少用，难以解纷；心中血枯，当归少用，难以润泽；脾中血干，当归少用，难以滋养。是当归必宜多用，而后可以成功也。倘畏其过滑而不敢多用，则功用薄而迟矣。"

补阴药中的女贞子、百合用量，陈士铎也做了阐述。《本草新编·卷之四》："夫女贞子功缓，入在汤剂中，实无关于重轻，无之不见损，有之不见益。若必欲入汤剂，非加入一两不可，然而过多，则又与胃不相宜。"至于百合，《本草新编·卷之三》云："气味甚薄，必须重用，其功必倍。是百合可为君主，而又可为佐使也，用之可至一二两，若止数钱，安能定狂定痛、逐鬼消痈？倘用之安心益志，益气补中，当与参、术同施，又不必多用也。"笔者每参考陈氏的经验而使用这两味药。

【合理用法用药】

补血药与补阴药入汤剂适宜久煎，饭前服用。其中阿胶应烊化（阿胶珠可水煎），龟板、鳖甲、石斛宜先煎。龟板又可熬膏久服，鳖甲又可制散暂用。《本草新编·卷之五》："龟性静而不动，鳖性动而不静。故龟长于补而鳖长于攻，龟可以为膏以滋阴，而鳖可为末以攻坚也。滋阴者可以久服受益，攻坚者可以暂用成功。"

麦冬不仅内服，还可外用治疗烧伤。《本草新编·卷之一》："麦冬之功效，实于内治独神。然又能外治汤火，世人不识也。凡遇热汤滚水泡烂皮肉，疼痛呼号者，用麦冬半斤，煮汁二碗，用鹅翎扫之，随扫随干，随干随扫，少顷即止痛生肌，神效之极，谁谓麦冬无外治哉？"笔者临床验之有效。

枸杞子可以直接嚼服。《医学衷中参西录·第四期·第四卷》："愚自五旬后，脏腑间阳分偏盛，每夜眠时，无论冬夏，床头置凉水一壶，每醒一次，觉心中发热，即饮凉水数口，至明则壶中水已所余无几。惟临睡时，嚼服枸杞子一两，凉水即可少饮一半，且晨起后觉心中格外镇静，精神格外充足。"

【防止不良反应】

补血药与补阴药，用之不当，滋腻脾胃，损伤阳气，需要注意。其中天门冬"性冷利，胃虚无热及泻者忌用"，麦门冬"性寒而泄，气弱胃寒人禁用"，"熟地黄性滞，痰多气郁之人，能窒碍胸膈，用宜斟酌"，鳖甲不宜于虚弱患者，《医学衷中参西录·第五期·第二卷》："向曾单用鳖甲末三钱，水送服，以治久疟不愈，服后病者皆觉怔忡异常，移时始愈。由斯知肝虚弱者，鳖甲诚为禁用之品也。"

【参考现代研究用药】

当归抗心肌缺血，促进骨髓造血功能，保肝，对子宫有双向调节作用。熟地抑制食欲，降低血糖。白芍抗炎，调节免疫，镇痛，解痉。何首乌能降血脂，久服有肝脏毒性。阿胶具有显著的补血作用，疗效优于铁剂，并具强壮作用。麦冬对心肌缺血有显著的保护作用，并能抗心律失常。石斛能促进消化液的分泌。黄精有降血糖，降血脂，抗疲劳，抗心肌缺血等作用。枸杞子具有降血糖，降血脂，增强免疫功能，抗肿瘤，保肝，促进精子生成及卵泡发育等作用。女贞子能升高白细胞，抗炎。鳖甲具有抗癌，抗辐射，抑制结缔组织增生等作用。临床用药应参考有关补阴药、补血药的现代研究，以提高用药的合理性。

人体阴血不宜速生，故补阴药和补血药适宜较长疗程使用，缓缓取效。长期服药，需要研究每一个用药环节的合理性，从而达到用药目的。

第十九讲
收涩药的合理应用

　　凡以收敛固涩为主要作用的药物称收涩药，又称固涩药。本类药物主治久病体虚、正气不固、脏腑功能衰退所致的自汗盗汗、久咳虚喘、久泻久痢、遗精滑精、遗尿尿频、崩带不止等滑脱不禁证。本讲就其合理应用做简要阐述。

【辨证候用药】

收涩药适宜于正虚引起的滑脱不禁证，若因邪实所致的泻痢、咳喘、崩漏、带下、自汗、尿频等，慎不可投予，以免酸涩固敛，闭门留寇，加重病情。

【辨品种用药】

收涩药中的五味子、莲子，应用时需注意品种差异。五味子有南北两种，南五味子为木兰科华中五味子的成熟果实，北五味子为木兰科五味子的成熟果实。《本草纲目·第十八卷·草部七》云："南产者色红，北产者色黑，入滋补药必用北产者乃良……五味治喘嗽，须分南北。生津止渴，润肺补肾，劳嗽，宜用北者；风寒在肺，宜用南者。"可见，北五味子补虚作用优于南五味子。再如莲子，有红花者，有白花者，红花者称莲，白花者谓藕，采莲子当重视红花者，用藕当以白花者为优。

【辨入药部位用药】

中医用药，同株异部，用之有别。如乌梅与梅花，乌梅系梅的近成熟果实，用以敛肺涩肠，生津安蛔；梅花系梅的花蕾，用来开郁和中，化痰，解毒。再如莲类药，莲子为莲的成熟种子，补脾止泻，益肾涩精，养心安神；莲子心为莲子的胚芽，清心安神，交通心肾，涩精止血；莲子须为莲的雄性花蕊，固肾涩精；莲房为莲的花托，化瘀止血；荷叶为莲的叶，清热解暑，升发清阳，凉血止血；藕节为莲的根茎节部，止血消瘀。各部各有其功，用需注意。

【辨采收时间用药】

金樱子的采收时间，《中国药典》规定为 10 ~ 11 月份果实变成熟变红时。但《本草纲目·第三十六卷》指出："金樱子止遗泄，取其温且涩也。世人待红熟时取汁熬膏，味甘，全断涩味，都全失本性，大误也。唯当取半黄者，干捣末用之。"《本草求真·卷之二》："金樱子生者酸涩，熟者甘涩。用当于其将熟之际，得微酸甘涩之妙，取其涩可止脱，甘可补中，酸可收阴，故能善理梦遗崩带遗尿，且能安魂定魄，补精益气，壮筋健骨。"可见，金樱子采收不可过生，亦不可过熟，以半熟为宜。

诃子之成熟者名诃子，功能敛肺利咽下气；未成熟者，名藏青果，利咽尤良。用当区别。

小麦未成熟的颖果为浮小麦，成熟后为小麦。《本草从新·卷十二》："浮小麦咸凉，止虚汗盗汗，劳热骨蒸……小麦味甘微寒，养心除烦，利溲止血。"据此，笔者常用浮小麦30g治疗阴虚盗汗及更年期烘热汗出每取良效，供参考。

【辨时段用药】

五味子作为保健药，适宜夏季服用。《本草纲目·第十八卷》："五六月宜常服五味子汤，以益肺金之气，在上则滋源，在下则补肾。其法：以五味子一大合，木臼捣细，瓷瓶中，以百沸汤投之，入少蜜，封置火边良久，汤城任饮。"五味子若用于止咳，适宜黄昏之咳嗽。《丹溪心法·卷二》："黄昏嗽者，是火气浮于肺，不宜用凉药，宜五味子、五倍子敛而降之。"古人的这些因时用药经验，值得借鉴。

【辨药性用药】

在止汗方面，麻黄根止汗力强，浮小麦治自汗盗汗有标本兼顾之妙，山茱萸可治正气脱失之大汗淋漓。治咳方面，五味子为止咳要药，乌梅能治肺燥津亏之燥咳，罂粟壳惟宜于干咳，咳嗽有痰者忌用。止泻方面，罂粟壳擅治久泻久痢兼腹痛者，赤石脂、禹余粮擅治虚寒性泻痢脓血者，肉豆蔻擅治泻痢兼气滞腹胀者，且为伤乳泄泻之要药，椿根白皮性味苦寒，味又兼涩，止泻痢虚实新久皆宜，莲子擅治脾虚湿盛之久泻。治遗泄方面，刺猬皮作用显著，为治疗遗精白浊的要药，桑螵蛸擅治肾虚遗精，覆盆子擅治肾虚遗尿，金樱子涩精与缩尿并重。

此外，收涩药中覆盆子、五味子、山茱萸等药性值得进一步了解。《本草备要·卷之二》："覆盆子……服之当覆其溺器，故名。"足见其止遗尿作用之强。又谓："强肾无燥热之偏，固精无凝涩之害，金玉之品也。"《本草新编·卷之五》谓其"男子久服轻身，女人多服结孕，益人不浅……功不亚于肉桂。"言其补肾涩精效佳。

五味子性温，《本草纲目·第十八卷》："肺虚寒人，作汤时时饮之。作果可以奇远。《本经》言其性温，今食之，多致虚热，小儿益甚。"可见，应用五味子，易致内热，需要注意。笔者据此，一般不大剂量使用本品，通常不超过 9g。

山茱肉酸涩，收涩之中兼具调畅之性，敛正气而不敛邪气，并可挽救正气将脱之危急重症。《医学衷中参西录·第四期·第二卷》："一人年四十余，外感痰喘，愚为治愈。但脉浮力微，按之即无。愚曰：脉象无根，当服峻补之剂，以防意外之变。病家谓病人从来不受补药，服之则发狂疾，峻补之药，实不敢用。愚曰：既畏补药如是，备用亦可。病家依愚言。迟半日忽发喘逆，又似无气以息，汗出遍体，四肢逆冷，身躯后挺，危在顷刻。急用净萸肉四两煎服，爆火煎一沸则饮下，汗与喘皆微止。又添水再煎数沸饮下，病又见愈。复添水将原渣煎透饮下，遂汗止喘定，四肢之厥逆亦回"。其回阳固脱之功于此可见一斑。

【辨炮制品用药】

收涩药中的肉豆蔻煨品止泻，生品致泻且有毒，人服用生品 7.5g，可引起眩晕，甚则昏睡、谵妄等。诃子生用利咽，煨用止泻。乌梅有乌梅与白梅之分，乌梅是取青梅，篮盛，熏黑而成。白梅是取大青梅，以盐汁渍之，日晒夜渍，十日成，乃上霜。乌梅酸温，功能涩肠敛肺，生津安蛔。白梅功用略同，而外用擦牙龈，治疗痰厥僵仆、牙关紧闭，涎出即开。乌梅炭涩肠止泻，止血功优。

金樱子之炮制,《本草新编·卷之五》所言,颇值得参考:"金樱子内多毛及子,必去之净,方能补肾涩精。其腹中之子,偏能滑精,煎膏不去其子,全无功效。"临床上临方炮制应注意及此。

【合理配伍用药】

收涩药主治正虚滑脱不禁证,使用时可考虑配伍补虚药。其中常用的配伍药对需要掌握。

一是海螵蛸配伍茜草。擅治妇科带下崩漏,《医学衷中参西录·第四期·第四卷》:"治邻村星马村刘氏妇,月信月余不止,病家示以前服之方,即拙拟安冲汤去海螵蛸、茜草也,遂于原方中加此二药,服一剂即愈……至于海螵蛸、茜草之治带证,愚亦有确实实验。初临证时,以妇女之带证原系微之疾,未尝注意,后治一妇人,因病带已不能起床,初次为疏方不效,后于方中加入此二药,遂大见效验,服未十剂,脱然而愈。"

二是金樱子配芡实等。《本草新编·卷之五》:"遗精梦遗之症,皆尿窍闭而精窍开。不兼用利水之药以开尿窍,而仅用涩精之味以固精门,故愈涩而愈遗也。所以用金樱子,必须兼用芡实、山药、莲子、薏仁之类,不单止遗精而精滑反涩。用涩于利之中,用补于遗之内,此用药之秘,而实知药之深也。"此外金樱子配芡实名水陆二仙丹,主治脾肾两虚之遗精白浊、白带过多。

三是覆盆子配人参等。《本草新编·卷之五》:"覆盆子必佐参、芪而效乃大,必增以桂、附而效乃弘,实可臣而不可君之品也……覆盆子遇补气之药,不可与人参争雄;遇补血之药,不可与当归争长;遇补精之药,不可与熟地争驱;遇补脾之药,不可与白术争胜。殆北面之贤臣,非南面之英主也。"可见,覆盆子之使用,可以为臣药,不宜用作君药。

收涩药中的赤石脂慎与肉桂同用,现代研究表明,赤石脂可使肉桂中的肉桂醛溶出量减少,用当注意。

【合理剂型入药】

临床用药，多将收涩药用作汤剂。但古今也有用为丸剂、散剂、膏剂以及外用剂的。《本草新编·卷之五》，覆盆子"医家止入于丸散之中，而不用于汤剂之内。谁知覆盆子用之汤剂，更效应如响"。

乌梅一药，亦常外用治疗恶疮、胬肉。《本草纲目·第二十九卷·果部一》："乌梅肉烧存性，研，敷恶肉上，一夜立尽……臂生一疽，脓溃百日方愈，中有恶肉突起，如蚕豆大，月余不消，医治不效。因阅本草得此方，试之，一日夜去其大半，再上一日而平。乃知世有奇方如此。"

五倍子入丸散剂，笔者常外用以治汗证。其用法是将适量五倍子制为粉末，温开水调和，敷于脐中，纱布覆盖，胶布固定，夜用晨去，连用3天为一疗程，治疗小儿、成人盗汗有较好疗效。

【合理剂量用药】

《中国药典》记载，收涩药的常用量是：五味子1.5～6g，五倍子3～6g，海螵蛸5～9g，石榴皮3～9g等等。尤须注意的是，五倍子有毒，大量服用，可引起肝肾损害。笔者曾用乌梅、石榴皮、诃子、五倍子等药，大剂量（各药剂量相等）给小鼠灌胃，结果唯五倍子组小鼠于次日全部死亡，故该药内服用量，不可不慎。

【合理用法用药】

收涩药中的五味子，张锡纯强调打碎入药，其在《医学衷中参西录·第四期·第四卷》中说：五味子"凡入煎剂宜捣碎，以其仁之味辛与皮之酸味相济，自不至酸敛过甚，服之做胀满也"。笔者临床每每参考张氏之说而合理应用五味子。另外，芡实、莲子可以做粥食用，芡实又可直接嚼食，《本草纲目·第三十三卷·果部六》："芡实本不益人，而俗谓之水流黄何也？盖人之食芡，必咀嚼之，终日嗫嗫。而芡味甘平，腴而不腻，食之者能使华液流通，转相灌溉，其功胜于乳石也。"可见，芡实本不益人，而咀嚼则胜于乳石，中药用法对药性影响之大，于此可知。

【防治不良反应发生】

外感初期，实邪内盛，妄用收涩药，留恋邪气，加重病情，在所难免。此外，罂粟壳久服可能成瘾，大量服用可致便秘，用当谨慎。海螵蛸亦可导致便秘，故便溏适宜，便干者慎服。山茱萸不宜于小便不利者，以免酸收太过，加重证情。乌梅《本草纲目》记载："多食损齿伤筋，蚀脾胃，令人发膈上痰热……食梅齿齼者，嚼胡桃肉解之。"

【结合现代研究用药】

五味子有显著的保肝作用，可以降低转氨酶，并能祛痰镇咳，增强机体防御能力。乌梅具有降血糖、抗过敏、利胆等作用。五倍子具有很强的收敛作用，并具有肝肾毒性。罂粟壳有镇痛、镇咳、呼吸抑制及止泻作用。肉豆蔻有健胃祛风作用。山茱萸能抗休克，降血糖，增强心肌收缩力，升高白细胞。海螵蛸能中和胃酸，促进溃疡面愈合，降低胃蛋白酶活性，抗肿瘤。认识收涩药的现代药理研究，有助于提高用药的合理性。

天道贵涩，以涩为补。收涩药酸涩收敛，可减免正气脱失，不补之中，补益存焉。故合理应用此类药，不仅是治疗滑脱不禁证，也是治疗虚损劳怯、扶助正气之一个法门。

第二十讲
外用药的合理应用

　　凡以外用为主要用药途径的药物称外用药。外用药多有毒或药性峻猛，用时需把握适应证、用量及用药部位等，以免发生不良反应。为使外用药发挥其应有的防治疾病的作用，本讲就其合理应用做简要概述。

【辨证候用药】

外用药以解毒散结、杀虫止痒等为主要作用，主治疮疡肿毒等实证，若属虚证疮疡，用当谨慎，勿犯"虚虚"之戒。

【辨产地用药】

外用药中的砒石，古谓信州产者良。《本草纲目·第十卷·石部》："惟出信州，故人呼为信石，而又隐信字为人言。"信州即今河南省信阳市。

硫黄以东亚、南亚地区产者佳。《本草纲目·第十一卷·石部》："硫黄有二种：石硫黄生南海、琉球山中，土硫黄生于广南。以嚼之无声者为佳，舶上倭硫黄亦佳。"

雄黄以甘肃产者为上，南方者次之。《本草纲目·第九卷·石部》："雄黄，金之苗也。故南方近金治处时有之，但不及西来者真好尔……宕昌、武都者为佳，块方数寸，明澈如鸡冠。"宕昌、武都（陇南市）皆在甘肃南部。矿物药也有道地性，用时需注意。

【辨品种用药】

密陀僧、铅丹、铅粉均由铅矿加工而成，作用有别。密陀僧为铅矿加工成的粗制氧化铅，功能攻毒杀虫，收敛防腐。"铅丹即黄丹，用黑铅加硝、黄、盐、矾炼成，咸、寒，沉重，味兼盐、矾，内用坠痰去怯，消积杀虫，治惊痫疟痢。外用解热拔毒，去瘀长肉。熬膏必用之药……铅粉主治略同，亦名胡粉、锡粉，李时珍曰：铅粉亦可代铅丹熬膏，然未经盐矾火煅，又有豆粉、蛤粉杂之，只入气分，不能入血分也"。

朱砂、水银与轻粉均由朱砂矿加工而成，药性各别。朱砂甘寒无毒，功能清热解毒，镇静安神。水银为火煅朱砂制取而成，辛寒大毒，功专杀虫。轻粉为水银加盐、矾炼成，轻扬燥烈，走而不守，辛寒大毒，外用杀虫攻毒，内服利水消肿。

雄黄的商品规格分为明雄、雄黄、刁黄几种。一般认为，色鲜红如鸡冠、半透明不臭、多呈块状者为雄精，又名明雄、腰黄，质最佳；色红程度与透明度不及明雄，常为块状、粒状、粉末状者为雄黄，次之；雄黄的提炼加工品，色紫红色，无光泽或微有肥皂样光泽，呈块状，质较坚硬者为刁黄，质差。临床应用，需注意区分。

【辨药性用药】

外用药中的铅、砒、轻粉、雄黄、硫黄、斑蝥、蟾酥等皆有毒，用时务须谨慎，以免发生中毒现象。但若正确把握其药性，也可以除病祛疾。

铅　铅性下降，善用者，不失为疗疾良品。《本草求真·卷之一》谓："秉北方极阴之气，为水中之金，金丹之母，八石之祖。专主下降，力能入肾补水，功有过于地黄，是以昔人有云水精之说。凡一切水亏火炽，而见噎膈反胃、呕吐眩晕、痰气上逆等症，服此立能见效。"

雄黄　雄黄含三氧化二砷，有毒，现今将雄黄粉与青黛混匀，名"青黄散"，内服治疗白血病有效，屡有报道。

硫黄　硫黄性酸温，功能杀虫止痒、补肾壮阳，含二氧化硫，亦毒，体弱阳衰者，服之可以祛病延年。《本草纲目·第十一卷·石部》："仁和县一吏，早衰齿落不已，一道人令以生硫黄入猪脏中煮熟，捣丸，或入蒸饼，丸梧桐子大，随意服之。饮啖倍常，步履轻捷，年逾九十，犹康健。"

白矾　白矾性燥能劫水，"水化书纸上，干则水不能濡，故知其性却水也"。据此，本人临床用白矾外洗，治疗手足汗出，有一定效。

蛇床子　蛇床子为补益命门火的要药。《本草纲目·第十卷·草部三》："蛇床乃右肾命门、少阳三焦气分之药，神农列之上品，不独辅助男子，而又益妇人。世人舍此而求补药于远域，岂非贱目贵耳乎？"李时珍强调蛇床子补肾阳之功，用者自当注意及此。

【辨炮制品用药】

雄黄忌用火煅，煅之则产生三氧化二砷，有剧毒，故古谓"雄黄见火毒如砒"。蛇床子有小毒，《本草备要》谓"微炒杀毒则不辣"，用需注意。明矾经过煅制，名枯矾，燥湿之功尤著。石灰炮制方法有风化与水化两种，《本草纲目·第九卷·石部》："风化者，取煅石，置风中自解，此为有力；水化者，以水沃之，热蒸而解，其力差劣。"硫黄适宜用寒水石炮制，《本草新编·卷之五》："性大热，用之不得其宜，亦必祸生不测，必须制伏始佳。此物用寒水石制之大妙，世人未知也。硫黄十两，研为末，加入寒水石一两，亦研为末，和在一处，以水化之，寒水化而硫黄不化也，候其水干，然后取出用之，自无他患……寒水制硫黄，非制其热，制其毒也。去毒则硫黄性纯，但有功而无过，可用之而得其宜也。"欲合理应用外用药，掌握其正确的炮制方法是非常有必要的。

先贤张锡纯认为，硫黄可服用生品。《医学衷中参西录·第三期·第八卷》："愚临证以来，觉服制好之熟硫黄，犹不若径服生者其效更捷。盖硫黄制熟则力减，少服无效，多服又有燥渴之弊，服生硫黄少许，即有效而又无他弊也。十余年间，用生硫黄治愈沉寒锢冷之病不胜计。盖硫黄原无毒，其毒也即其热也，使少服不令觉热，即于人分毫无损，故不用制熟即可服，更可常服也。且自古论硫黄者，莫不谓其功胜桂、附，惟径用生者系愚之创见，而实由自家徐徐尝验，确知其功效甚奇，又甚稳妥，然后敢以之治病。今邑中日服生硫黄者数百人，莫不饮食加多，身体强壮，皆愚为之引导也。"如此大样本量的临床观察，颇有意义。

【合理配伍用药】

外用药中的白矾配郁金、硫黄配大黄、铅丹配硫黄三组配伍，有必要了解。

白矾配郁金化痰开窍，主治痰气阻滞心窍之癫痫，《验方新编·急救门》："治男妇抑郁癫狂及风痰迷闷，用郁金七两，白矾三两，共研末，面和丸，滚水调下三钱，药完病愈。昔一妇人病狂十余年，遇异人授此方，初服心间如有物脱去，神气爽然，再服全愈。"

硫黄配大黄名颠倒散，攻毒疗疮，外用治疗痤疮有效。《验方新编·面部》："面上粉刺又名酒刺。由肺经血热而生，发于面鼻，碎黍如粟，色赤肿痛，破出粉汁。用大黄、硫黄等分，研末，以凉水调敷，内服清肺热药自愈。"

铅丹配硫黄，硫黄温热可以化解铅丹之阴毒。《本草纲目·第十一卷·石部》："吴巡检病不得溲，卧则微通，立则不能涓滴，遍用通利药不效。唐问其平日自制黑锡丹常服，因悟曰：此必结砂时，硫飞去，铅不死。铅砂入膀胱，卧则偏重，犹可溲，立则正塞水道，故不通。取金液丹三百粒，分为十服，煎瞿麦汤下。铅得硫气则化，累累水道下，病遂愈。硫之化铅，载在经方，苟无变通，岂能臻妙？"金液丹由硫黄炼制，纯阳之物，此记载为我们当今研究如何治疗铅中毒提供了有益的参考。

【合理剂型用药】

外用药多作外用剂，如硫黄外洗治疥疮，木芙蓉叶外敷治疮疡，土荆皮浸酒外用治体癣，铅丹熬制黑膏药外敷，升药与石膏并用治疮痈肿毒，斑蝥外用发泡、攻毒蚀疮，促进毛发生长，毛茛外用为冷灸剂，治痹证等，石灰外用治中风口眼歪斜等，皆有疗效。如《本草纲目·第九卷·石部》记载石灰外用的功能："中风口歪，新石灰醋炒，调如泥，涂之。左涂右，右涂左，立便牵正……偏坠气痛，陈石灰，炒，五倍子、山栀子等份，为末，面和醋调，敷之，一夜即消。"

【合理用法用药】

外用药中的升药、炉甘石、毛茛、木芙蓉叶、土荆皮只能外用，不可内服。

蟾蜍外用，值得参考。《本草从新·卷十七》："治疮疽发背，未成者，用活蟾蜍系疮上半日，蟾必昏聩，置水中，救其命，再易一个，三易则毒散矣。势重者，剖蟾蜍合疮上，不久必臭不可闻，如此二三易，其肿自愈。"现今有将新鲜蟾蜍皮直接外敷，缓解癌症疼痛的报道。蟾蜍外用，拔毒外出，中毒昏聩，颇值玩味。

外用药中的部分药兼可内服。如白矾作为丸剂、酒剂内服使用，治疗疮疡肿毒。《本草纲目·第十一卷·石部》："凡人病痈疽发背，不问老少，皆宜服黄矾丸。服至一两，无不作效，最止疼痛，不动脏腑，活人不可胜数。用明亮白矾一两，生研，以好黄蜡七钱，溶化，和丸梧子大。每服十丸，渐加至二十丸，熟水送下。如未破则内消，已破即便合。如服金石发疮者，引以白矾末一二匙，温酒调下，亦三五服见效。"他如硫黄内服壮阳通便，雄黄内服治疗阳毒面赤，轻粉内服利水消肿，铅丹内服镇惊杀虫，砒霜内服截喘祛痰，等等，皆当知晓。

砒霜内服，禁用作酒剂。该药极易溶于乙醇，服之甚易中毒。《本草纲目·第十卷·石部》："若得酒及烧酒，则腐烂肠胃，顷刻杀人，虽绿豆冷水亦难解矣。"用当谨慎。

【合理剂量用药】

外用药内服剂量，《中国药典》规定：硫黄每日 $1.5 \sim 3g$，雄黄 $0.05 \sim 0.1g$，轻粉每次 $0.1 \sim 0.2g$，一日 $1 \sim 2$ 次，白矾 $0.6 \sim 1.5g$，斑蝥 $0.03 \sim 0.06g$，蟾酥 $0.015 \sim 0.03g$，蛇床子 $3 \sim 9g$。临床用药，应按照《中国药典》剂量使用。其他《中国药典》未载者，用量亦当谨慎，如砒霜每次内服剂量为 $0.002 \sim 0.004g$，铅丹每次 $0.3 \sim 0.6g$，樟脑每次 $0.1 \sim 0.2g$。外用药多有毒，用需严格把握剂量。

【防治不良反应发生】

使用外用药中的轻粉、红升丹，应预防汞中毒，用铅丹应防铅中毒，用砒霜、雄黄防砷中毒，用蟾酥防其心脏毒性，斑蝥外用应注意对皮肤黏膜的刺激性，内服防肾毒性，硫黄应防止硫中毒，樟脑内服 $0.5 \sim 1g$ 可引起眩晕、头痛、温热感，乃至兴奋、谵妄等，2g 以上可引起大脑皮层的兴奋，导致癫痫样痉挛，呼吸衰竭而死亡，7 ～ 15g 可致命。蛇床子内服，有导致口麻，甚则眩晕等不良反应。临床使用性烈之外用药，必须要有安全第一的意识。

【结合现代研究用药】

硫黄对皮肤有溶解角质、杀真菌等作用。轻粉有杀菌作用。砒石对皮肤、黏膜有强烈的腐蚀作用，并能抗癌。铅丹外用可抗炎。硼砂有抗菌防腐及皮肤黏膜保护、收敛作用。白矾能凝固蛋白，硬化皮肤。炉甘石能吸收创面分泌物，兼可防腐、抑菌。樟脑能兴奋中枢，大量服用可致呕恶，涂于皮肤有清凉感，可镇痛、止痒。土荆皮抗真菌等等。外用药的药理作用，为使用这类药提供了一定的科学依据。

外用药以外治为主，外治之法，有内治之用，合理应用之，内外兼调，使机体外内协调，出入有序，如环无端，生生不息。

张仲景《金匮要略》药学思想研究

　　《金匮要略》为治疗杂病的典范，方书之祖，全书治法虽采用了针灸、按摩、药疗等多种措施，但药物治疗是主要的。全书载方 206 首，被誉为"方书之祖"，对于方剂的遣药、制药与服药等方面，贯穿着医圣张仲景深邃、完善的药学思想，为后人垂示了用药规范。我通过认真学习、研讨和应用《金匮要略》的药学思想，希望能够有益于仲景学说的发扬光大，服务于中医临床与中药现代研究，推动当今中医药学术的进步和事业的发展。既往曾有文献对仲景药学思想进行专题报道，但本书拟以文献研究方法为主，结合笔者临床应用仲景药学思想的体会，尝试从遣药、制药和服药三个方面将《金匮要略》药学思想进行初步的系统整理。

一、遣药思想

中医临证过程，可以用"断证"和"用药"两个阶段来概括，用药包括处方和调剂两个环节，合理的处方要以正确的遣药为前提，处方发挥作用则需要通过合理的调剂来完成。调剂主要包括制药和服药两个方面，所以《金匮要略》用药思想可以考虑从遣药、制药和服药三个方面进行探讨。

遣药是根据病证治疗的所需，选择药物的过程，《金匮要略》的遣药思想大致可以分为以下几点。

1. 辨病用药

每种疾病，都有其特定的发生、发展、变化、转归规律，虽然临床证型不同，但同一种疾病的共性规律是存在的，治疗用药也有共通之处。如黄疸病不论湿热型还是寒湿型，皆与"湿"邪相关，所以治疗黄疸，用药要注意运用除湿方药。《金匮要略·黄疸病脉证并治》明确提出："诸病黄家，但利其小便。"利小便就可以除湿，湿除则黄去；在此认识基础上，仲景选用具有利小便功能的方药，谓："黄疸病，茵陈五苓散主之。"该方功能利小便，小便利，则湿邪去。

又如《金匮要略·痰饮咳嗽病脉证并治》云："病溢饮者，当发其汗，大青龙汤主之，小青龙汤亦主之。"溢饮是由于饮水流行，归于四肢，当汗出而不汗出所导致的，所以临床诊及"身体肿重"的溢饮病，就可以径用大小青龙汤发汗蠲饮，饮去则病愈。

《金匮要略》一书中，涉及近二十种病，是在辨病遣药的思想指导下，遣药组方的。如疟母，用鳖甲煎丸；热瘫痫，用风引汤；悬饮，用十枣汤；

小便不利，用蒲灰散、滑石白鱼散、茯苓戎盐汤；里水，用越婢汤、甘草麻黄汤；心下悸，用半夏麻黄丸；吐血不止，用柏叶汤；远血，用黄土汤；近血，用赤小豆当归散；呕吐，用小半夏汤；哕逆，用橘皮竹茹汤；金疮，用王不留行散；浸淫疮，用黄连粉；蛔厥，用乌梅丸；妇人经水不利下，用抵挡汤；妇人腹中痛，用小建中汤；妇人腹中诸疾病，用当归芍药散，等等。

辨病用药，就是有是病则用是药、用是方。这种用药思维，从宏观上言，可以针对主要病机，针对疾病的主要矛盾，直击要害，达到用药目的。如妇人以血为主，腹部患病，可以根据"妇人腹中诸疾病，当归芍药散主之"的辨病用药条文所示，用当归芍药散养血活血、利水健脾为主治疗。再如妇人闭经，可以根据"妇人经水不利下，抵挡汤主之"的经文，用抵挡汤为主治疗。临床在辨病用药的基础上，再辨证加减药物，尤为贴切。

笔者在临床根据医圣张仲景的这种辨证用药思想，因病用药，往往收到较好的疗效。如依照《金匮要略·呕吐哕下利病脉证治第十七》"哕逆者，橘皮竹茹汤主之"，用橘皮竹茹汤治疗顽固性呃逆一案，取得了理想的效果。冯姓，男，29岁，2004年5月2日初诊。主诉呃逆一年。一年前，冷饮过量，遂致呃逆不止，声音洪亮，西医诊断为膈肌痉挛，用654-2、吗丁啉等药反复治疗一年无效，后服中药丁香柿蒂汤亦无寸功。接诊时患者呃声低沉，日夜无息，睡中亦然，受凉则剧，伴胸中憋闷，面色萎黄，饮食二便尚可，舌淡，脉沉细。辨证属肝胃虚寒，胃气上逆。笔者考虑，今之呃逆，即《金匮》之哕，呃逆经年不已，可谓《金匮》所言"哕逆"，故按照辨病用药的思路，投以橘皮竹茹汤为主治疗，处方：陈皮30g，竹茹30g，生晒参10g，旋覆花12g（包），代赭石10g，法半夏10g，干姜6g，丁香6g，柿蒂10g，沉香粉3g（分冲），芡实30g，肉桂2g，炙甘草

6g，生姜、大枣为引。水煎服，日1剂。服药1剂，呃逆明显减少，3剂呃逆停止，续服7剂巩固疗效，未再复发。

2. 辨证用药

证是反映疾病某一阶段的性质、部位以及邪正虚实情况的病理概括，辨证用药是针对疾病某一阶段的本质而用药的治疗学思维方式，是中医用药的突出特点。《金匮要略》用药，居多是辨证用药，兹作简要归纳如下。

（1）根据虚实辨证以用药

《金匮要略·呕吐哕下利病脉证治第十七》："下利后更烦，按之心下濡者，为虚烦也，栀子豉汤主之。"烦躁由于下利伤阴，辨证属虚火上炎之虚烦证，当用栀子豉汤为主治疗。栀子豉汤中的栀子清热除烦，淡豆豉系黑豆为主制成的发酵品，黑豆乃肾之谷，具有补肾之功，发酵后体轻虚而升浮，可发散邪气，并借其升浮之性，升腾肾水以清胸膈热邪，清退虚火，除却虚烦。又如《金匮要略·妇人产后病脉证治第二十一》："产后下利虚极，白头翁加甘草阿胶汤主之。"虚则补之，产后下利并表现出虚极的证候，就要在白头翁汤清热止痢的基础上，加甘草、阿胶补虚养血，标本兼治。

《金匮要略·腹满寒疝宿食病脉证并治第十》："按之心下满痛者，此为实也，当下之，宜大柴胡汤。"《金匮要略·呕吐哕下利病脉证治第十七》："下利，脉迟而滑者，实也，利未欲止，急下之，宜大承气汤。"《金匮要略·妇人产后病脉证治第二十一》："病解能食，七八日更发热，此为胃实，大承气汤主之。"《金匮要略·妇人杂病脉证并治第二十二》："胃气下泄，阴吹而正喧，此谷气之实也，膏发煎主之。"

实则泻之，《金匮要略》中只要明确指出证候属于实证者，就用祛邪方药治疗，且多用攻下祛邪的方药，如大承气汤、大柴胡汤等。可见，

《金匮要略》对于辨证属实证者，治疗并不姑息，泻下攻积，径祛邪气以恢复机体平衡。

（2）根据寒热辨证用药

《金匮要略·腹满寒疝宿食病脉证并治第十》，"胁下偏痛，发热，其脉紧弦，此寒也，以温药下之，宜大黄附子汤"，"寒气厥逆，赤丸主之"。《金匮要略·妇人杂病脉证并治第二十二》："妇人阴寒，温中坐药，蛇床子散主之。"《金匮要略·痰饮咳嗽病脉证并治第十二》："若面热如醉状，此为胃热上冲熏其面，加大黄以利之。"

寒者热之，热者寒之。经文中明确诊断为寒证者，据寒证的表现不同，分别选用大黄附子汤、赤丸、蛇床子散等温热方药治疗，而诊断为热证者，则在处方中加入大黄以清利热邪，突显了仲景辨证用药的药学思想。

（3）根据表里辨证用药

《金匮要略·呕吐哕下利病脉证治第十七》："下利腹胀满，身体疼痛者，先温其里，乃攻其表。温里宜四逆汤，攻表宜桂枝汤。"《金匮要略》明确指出表里辨证用药的条文仅此一条，但这显现出仲景视人辨证用药的原则性，病在表则用桂枝汤发表，在里则用四逆汤温里。至于隐含辨表里用药的条文，在《金匮要略》中多处可见。

（4）根据气血辨证用药

《金匮要略·水气病脉证并治第十四》："气分，心下坚，大如盘，边如旋杯，水饮所作，桂枝去芍药加麻辛附子汤主之。"《金匮要略·妇人产后病脉证治第二十一》："产妇腹痛，法当以枳实芍药散，假令不愈者，此为腹中有干血着脐下，宜下瘀血汤主之。"《金匮要略·妇人杂病脉证并治第二十二》："妇人少腹满如敦状，小便微难而不渴，生后者，此为水与血俱结在血室也，大黄甘遂汤主之。"这些是《金匮要略》根据病证之在气分在血分的不同而分别遣药组方的代表性条文。

3. 辨脉用药

辨脉用药，是说脉象是指导用药的主要依据，临证只要能够明辨脉象，就可以做到根据脉象选药制方。脉象变化通常情况下不受患者主观表述的影响，它能够客观反应机体的生理病理变化，所以医圣张仲景重视辨脉用药。

《金匮要略》记载脉象与处方相应的条文有 35 条，如《金匮要略·肺痿肺痈咳嗽上气病脉证并治第七》："咳而脉浮，厚朴麻黄汤主之，脉沉者，泽漆汤主之。"笔者临床对咳嗽而脉浮者，投以厚朴麻黄汤屡效。再如《金匮要略·腹满寒疝宿食病脉证治第十》，"问曰：人病有宿食，何以别之？师曰：寸口脉浮而大，按之反涩，尺中亦微而涩，故知有宿食，大承气汤主之"，"脉滑而数者，实也，此有宿食，下之愈，宜大承气汤"。笔者临床对脉涩而给予消食药常常收功。又如《金匮要略·黄疸病脉证并治第十五》"诸病黄家，但利其小便，假令脉浮，当以汗解之，宜桂枝加黄芪汤主之"等。这些条文告知后人，有是脉就可以考虑用是药、用是方。

辨脉用药是必要条件的假言判断。如《金匮要略·痰饮咳嗽病脉证治第十二》："咳家，其脉弦，为有水，十枣汤主之。"就是说，只要长期咳嗽的患者，出现弦脉，就应该用十枣汤治疗。换言之，如果用十枣汤治疗咳嗽，其脉必须弦乃可用之，脉非弦脉则不能轻投十枣汤。弦脉为阴脉，属于水饮癖积不散证，非寻常利水药所能破除结聚之痰饮，必须用攻水逐饮的十枣汤方能奏效。

脉象并非用药的唯一凭据。《金匮要略·水气病脉证并治第十四》："水之为病，其脉沉小，属少阴，浮者为风，无水虚胀者为气，发其汗即已。脉沉者，宜麻黄附子汤，浮者宜杏子汤。"用麻黄附子汤治疗水肿，不见沉脉是不可以使用的。但反过来说，只见沉脉没有水肿同样也是不可以使用的，因为沉脉所见病证甚多，未必尽是麻黄附子汤的适应病证。虽如此，辨脉用药仍是医圣张仲景的一种重要辨治思维模式。

4. 辨症用药

辨症用药，就是临床见到某一症状或一组症状，就加用相应药物，或减去某一药物，或将某一药物的剂量加大、减少的一种用药模式。如《金匮要略·痉湿暍病脉证治第二》中防己黄芪汤方后云："喘加麻黄半两，胃中不和者加芍药三分，气上冲者加桂枝三分，下有沉寒者加细辛三分。"《金匮要略·肺痿肺痈咳嗽上气病脉证并治第七》中黄芪建中汤方后云："气短胸满者加生姜，腹满者去枣加茯苓一两半，及疗肺虚损不足，补气，加半夏三两。"《金匮要略·妇人妊娠病脉证并治第二十》中当归散方后云："心下毒痛，倍加芎䓖；心烦吐痛不能饮，加细辛一两，半夏大者二十枚。"

笔者于临证学习仲景的用药思想，常常注意辨症用药。如治疗发热加白薇（竹皮大丸方后"有热者，倍白薇"），治疗腹痛加芍药（防己黄芪汤方后云"腹痛加芍药"），治疗腹痛而呕者加陈皮，腹中寒加生姜（当归生姜羊肉汤方后云"寒多加生姜一斤，痛多而呕者加橘皮二两，白术一两"）等等。笔者于临床多采用多元用药思维，将辨证用药与辨症用药结合起来遣药组方，辨证用药治其本，辨症用药治其标，希望能够取得理想疗效。

辨症用药较之辨脉用药，更接近于充分条件的假言判断，就是说临证遇到某一症状，就可以按照《伤寒杂病论》所述记载的对症药物，直接用该药，不必考虑其他兼症及脉舌等情况。如咳嗽、口渴，就根据小柴胡汤方后云："咳者加五味子，渴者加天花粉。"在辨证用药的基础上加入五味子、天花粉，多能收到较为理想的疗效。

辨症用药充分反映了医圣张仲景的用药经验，是十分宝贵的，很值得认真研究、推广应用。

5. 辨体质用药

《内经》关于阴阳二十五人、禀性刚柔、勇怯肥瘦等体质分类，强调了体质因素与疾病和健康的密切关系，对中医临床治疗疾病具有指导性作用。如《灵枢·通天》："古人善用针艾者，视人五态治之，盛者泻之，虚者补之。"《灵枢·论痛》："人之胜毒，何以知之？少俞曰：胃厚色黑大骨及肥者，皆胜毒；故其瘦而薄胃者，皆不胜毒也。"辨体质论治是中医治疗学的一大特色，体质是人体的身体素质，决定着人体对一些疾病的易感性，对药物反应的敏感性（即耐毒或不耐毒），影响着疾病的发展与转归，所以用药必须考虑体质因素。临床用药只有将辨质用药与辨证用药等结合起来，药物才有望切中病本与病机，保证疗效。

医圣张仲景继承《内经》体质学说思想，用药考虑到体质因素。其一是在用量方面考虑体质，如《金匮要略·呕吐哕下利病脉证治第十七》，"呕而脉弱，小便不利，身有微热，见厥者难治，四逆汤主之。附子一枚生用，干姜一两半，甘草二两炙……强人可大附子一枚，干姜三两。""强人"当是指体表面积大、身体素质好的人，需要加大附子、干姜的剂量，以破阴散寒、回阳救逆，若与常人等量用药，恐机体药物浓度不及，难以取效。这种客观、实事求是的用药思想值得师习。其二是在服药方面照顾体质，如《金匮要略·腹满寒疝宿食病脉证治第十》治疗寒疝的乌头煎方后云："强人服七合，弱人服五合，不差明日更服。"乌头有大毒，《神农本草经》将其列为下品，体形大、体质强的寒疝患者，因其耐毒，可以服用较大剂量乌头煎液，若体形小、体质差的寒疝患者，如不减量服用，有可能导致中毒，所以需要小其量服用，保障用药安全。

临床用药必须考虑体质因素，做不到辨质用药，有可能偾事。曾目睹一男性患者，62岁，陈旧性心肌梗塞，气短乏力，形体矮小，肌肤发冷（体温36℃），便溏，纳食尚可，脉缓，舌淡苔白。处以附子理中汤加减，其中附子用10g，药后患者大便干结，5日未排便，遂就诊北京某医院接受清洁肠道治疗，两周后死亡。我经对3500余张用附子的处方进行分析，发现附子用量在20g以上者，容易出现毒副作用，而该患者用10g附子，竟至便干而后死亡，确与体质因素关系至大。所以仲景对于附子、乌头之类药物，在用量和服用剂量方面，都强调辨质用药，显然是重视体质、把握药性的。

辨质用药固然重要，但患者的体质并非尽是一望便知的。曾治疗一例白癜风的女性患者，当时按照《备急千金要方》所记载的方法，用白蒺藜一味研末服用，岂知药后数日，病未佳兆而出现周身散见药疹的不良反应，停药后渐愈。所以，临床用药，根据医圣张仲景辨质用药的学术思想，对于任何患者都要警惕其是否属于过敏体质，最大限度保障用药安全和有效。

6. 辨方证用药

方证与《中医诊断学》中所说的"证"有所不同。桂枝汤主治发热、恶风、汗出、脉缓等，《中医诊断学》认为桂枝汤的适应证是"风寒表虚证"，而方证学说则称之为"桂枝汤证"。方与证之间的关系，类似锁与匙钥间的对应关系，证是锁，方药是钥匙。方证研究是历代医家经过大量的临床实践，以不断发展、完善的中医药基础理论为指导，整理、总结出来的，方证研究的不断深入和完善标志着中医药理论体系的发展和提高，是中医临床所需的。

辨方证用药是《金匮要略》的突出用药特色，大多数方剂的使用，都是首先叙述方证，然后给出对应的治疗方药，前后一呼一应，紧密相扣。前面所述方证，是使用后面相应方药的应用依据，它并不要求一定要辨明寒热虚实证，而后处方用药，而是对号入座式的诊断疾病、选药治疗疾病。所以按照《金匮要略》的这种临证思维，临床只要见到条文前面所述的证，就用该条文中对应的固定处方，这是医圣张仲景在探明人体的玄明幽微，并结合自己平脉辨证经验，作出的最直接、最明了的临床诊疗规律，这种辨方证用药的学术思想临床使用价值极高，并与现代医学中的循证医学有吻合之处。

循证医学是遵循证据的临床医学，既然是证据，就应当是客观和具体的。"方证"或者称"药证"是中华民族几千年积累的临床用药经验，是在病人身上寻找到的实实在在的用药证据，是科学的。如《金匮要略·血痹虚劳病脉证并治第六》："虚劳腰痛，少腹拘急，小便不利者，八味肾气丸主之。"虚劳腰痛，少腹拘急，小便不利这一组症状，就是使用肾气丸的依据，见到这样一组症状，就应该使用肾气丸治疗。

方-证对应是仲景用药的核心，所以笔者学习《金匮要略》辨方证用药的学术思想，主要方法是首先背诵原条文，然后应用。比如遇到"虚劳里急，悸，衄，腹中痛，梦失精，四肢酸痛，手足烦热"之小建中汤证，就依照原条文使用小建中汤为主治疗。如治疗一男性患者，国庆节期间，去香山游玩，爬至山顶，汗出颇多而被凉风所袭，当时未予介意，至晚间归来，觉左侧牙关发紧，张口困难，勉强张口则疼痛难忍。就诊于北京某医院西医，诊断为下颌关节炎，给予"先锋霉素"等抗生素以及中药"三七粉"治疗月余未效，遂延诊中医。察其脉浮紧，舌苔薄白，余症如前。笔者认为患者牙关发紧、张口困难，与《金匮要略·痉湿暍病脉证治》，"太阳病，无汗而小便反少，气上冲胸，口噤不得语，欲作刚痉，葛根汤主之"条文中之"口噤不得语"相符，而患者系感受风寒所致，与

《金匮要略》该条文所述"太阳病"相符，故径投葛根汤方：麻黄 6g，桂枝 8g，粉葛根 12g，杏仁 6g，赤白芍各 5g，白附子 6g，全蝎 6g，炙甘草 6g，生姜 6g，大枣 3 枚（掰）。4 剂而愈。

宋人高保衡等在《金匮要略方论》序言中说："尝以对方证对者，施之于人，其效若神"，"今又校成此书，仍以逐方次于征候之下，使仓卒之际，便于检用也"。可见方 - 证对应是《金匮要略》的学术精华，掌握并合理应用其辨方证用药经验，或许可以使临证处方用药"其效若神"。

7. 辨药性用药

药性是关于药物作用性质和特征的概括，又称药性理论，包括四气五味、升降沉浮、归经、有毒无毒等内容。中药是中医防治疾病的主要工具，要想使中药在防治疾病的过程中发挥应有的效应，对其本身的作用性质和作用特征必须要掌握。医圣张仲景谙熟药性，准确驾驭药性，在《金匮要略》的用药中，处处反映着药性理论的纯熟应用。

（1）五味药性的应用

甘味药能补养、能缓急、能调和、能解毒，甘草是甘味的代表药，具有补脾益气、缓急止痛、调和药性、清热解毒等作用。《金匮要略》一书中甘草的应用频率在诸药之首，应用巧妙可师。如《金匮要略·肺痿肺痈咳嗽上气病脉证并治第七》治疗肺痿的甘草干姜汤由炙甘草四两，炮干姜二两组成，治疗肺痈的桔梗汤由桔梗一两、甘草二两组成。这两首方中的甘草在全处方中占 2/3 的分量，这是因为甘草味甘性缓，能缓和药物的下行之性，留恋上焦，治疗肺经病证。而《金匮要略·呕吐哕下利病脉证治第十七》治疗食已即吐的大黄甘草汤，由大黄四两、甘草一两组成，其中甘草占全方的 1/5。该方所治病证为胃肠实热证，治疗需要攻除胃肠积热，故重用大黄，轻用甘草。甘草味甘而性缓，用量大则恐其缓急之性，妨碍大黄下行，降低攻积导滞之力。若不用甘草则虑大黄泻下伤正，故用少量甘草，既不影响大黄下行之性，又防止大黄祛邪伤正之弊。

在《金匮要略》中，欲使药物上行或作用于上焦者，甘草用量偏大，如治疗阳毒病的升麻鳖甲汤由升麻二两，当归一两，蜀椒一两，甘草二两，鳖甲手指大一片，雄黄半两组成，其中升麻和甘草用量最大；又如治疗妇人乳中虚，烦乱呕逆的竹皮大丸由生竹茹二分，石膏二分，桂枝一分，甘草七分、白薇一分组成，其中甘草用量居全方之最，旨在补益乳中虚以及中焦不足。该书中，欲使全方药性下行或作用于下焦者，甘草用量偏小。如治疗妇人产后下利虚极的白头翁加甘草阿胶汤由白头翁、甘草、阿胶各二两，秦皮、黄连、黄柏各三两组成，其中甘草用量占全方的2/15；治疗虚寒腹痛的附子粳米汤中，甘草仅用一两。甘草剂量小，缓急之力弱，不牵制药物入达大肠之功，从而达到预期的用药目的。

在临证用药时，根据仲景这种用药思想，以甘草治疗上焦病，如痤疮、胸肺部疾患，甘草用量往往偏大，希望药物能够漂浮上焦，发挥应有的防治疾病的作用。而治疗下焦病证，如慢性前列腺炎、痔疮等病，甘草用量偏小，使药物能够顺达下焦，且不损正。

（2）散敛药性的应用

《内经》谓"非出入则无以生长壮老已"，可见用药治病，调理出入气机是至关重要的。散敛是调理出入气机的重要方法，在人体，肺喜开阖，即肺的生理功能是一开一阖的，肺一旦发生病变，开阖失司，就会出现咳喘等，所以治疗肺系疾病，要注意散敛兼备，以恢复肺的开阖之性，其病自已。《金匮要略》一书中，麻黄开宣肺气，五味子收敛肺气，两药一开一阖，是治疗肺失开阖如肺胀、咳嗽上气等病的重要药对，在厚朴麻黄汤、射干麻黄汤、小青龙加石膏汤中皆将麻黄与五味子并用。

对于单味中药，《金匮要略》也注意运用其浮沉之性，如芍药本属酸寒沉降之品，在桂枝汤中用三两，与桂枝等量，被桂枝、生姜等药领走肌表，与桂枝共行调和营卫之功；在小建中汤中用六两，是桂枝的二倍，则领桂枝内入而走中焦，与桂枝共行温中补虚之功；在当归芍药散中，芍药用量一斤，为全方诸药中的最大用量，取其下行达于腹中，治疗妇人腹痛以及腹中诸疾。可见中医药学义理深奥，变化难极，从医圣张仲景用药方面可窥一斑。

（3）升降药性的应用

清人吴鞠通说：治上焦如羽，非轻不举；治下焦如权，非重不沉。又谓肺药取轻清，意思是治疗肺系疾病的药，用量应小，煎煮时间应短。"药过重，则过病所"，"过煎则味厚而入中焦矣"。在《金匮要略》一书中，虽未如此指明，但已经引领了这种用药思路。如大黄功能攻积导滞，荡涤肠胃，小量作用偏于上，大量作用偏于下。如治疗黄疸的三首处方：第一，栀子大黄汤，原文谓"酒黄疸，心中懊恼或热痛，栀子大黄汤主之"，该方由栀子十四枚，大黄一两，枳实五枚，香豉一升组成。方中大黄用量小，仅一两，以清泄胸胃邪热。第二，茵陈蒿汤，原文谓"谷疸之为病，寒热不食，食即头眩，心胸不安，久久发黄为谷疸，茵陈蒿汤主之"，该方由茵陈蒿六两，大黄二两，栀子十四枚组成。方中大黄用量二两，性下行，以清泄胃肠邪气，故方后云：药后"一宿腹满减"。第三，大黄硝石汤，原文谓"黄疸，腹满，小便不利而赤，自汗出，此为表和里实也，当下之，宜大黄硝石汤"，该方由栀子十四枚，大黄、黄柏、硝石各四两组成。方中大黄用四两，较之栀子大黄汤和茵陈蒿汤的用量为大，因为该方证热结腹满显著，故重用大黄，取其下行之力，攻除腹中热邪。所以同是治疗黄疸的方药，因为大黄的用量有一两、二两、四两之不同，药性也随之转换，分别作用于心中、腹部和大肠。可见把握中药药性，辨药性以用药，达到防病治病之目的，仲师不言之中而妙义存焉。

（4）有毒无毒药性的应用

中药治病，既要有效，也要安全，所以对有毒中药如何合理应用，以保障用药之安全，在《内经》中已经论及，如《素问·五常政大论》："方有大小，有毒无毒，固宜常制矣。大毒治病，十去其六；常毒治病，十去其七；小毒治病，十去其八；无毒治病，十去其九。谷肉果菜，食养尽之，无使过之，伤其正也。"医圣张仲景宗《内经》之旨，在《金匮要略》中使用有毒中药，是十分谨慎的。

《金匮要略·腹满寒疝宿食病脉证治第十》中治疗寒疝腹痛的乌头桂枝汤，因方中乌头有大毒，故在服药时应严格监护病人服用，其谓"初服二合；不知，即服三合；又不知，复加至五合。其知者，如醉状，得吐者为中病"。从中可以看出，医圣张仲景使用有毒中药的谨慎态度，很值得我们认真学习。又如《金匮要略·妇人妊娠病脉证并治第二十》中的桂枝茯苓丸之应用，因其中的桃仁有毒，故使用时强调"每日食前服一丸，不知，加至三丸"，等等。充分反映了张仲景对有毒药物药性的深刻认识，并合理、科学地利用这种药性防病祛疾而又不引起毒副反应。

在《金匮要略》中，对于药性平和的无毒中药，则主张长期服用，缓缓取效。如《金匮要略·妇人妊娠病脉证并治第二十》云，"妇人妊娠，宜常服当归散主之"，"妊娠常服即易产，胎无疾苦，产后百病悉主之"。该方由当归、黄芩、芍药、川芎、白术组成，诸药性质平和，共奏养血和血，健脾清热，安胎之功，故可以长期服药。又如《金匮要略·血痹虚劳病脉证并治第六》中的薯蓣丸，主虚劳风气百疾，每日"空腹酒服一丸，一百丸为剂"，竟可以连服一百日之久。薯蓣丸虽然由二十一味药组成，但其中的山药用量最大（三十分），其次甘草（二十八分），并用大枣百枚。而山药、大枣、甘草皆药品中性情缓和，无明显寒热之偏，故长时间服用，不致引起不良反应。由此可知，医圣张仲景用药，不仅因病制宜，也因药制宜，驾驭药性，垂示后人。

由上可以看出，《金匮要略》的遣药思想是科学严谨的，或以疾病为本，或以体质为本，或以证候为本，或以症状为本，或以脉象为本，或以方证为本，或以药性为本，既不关社会学，亦不涉鬼神，具体而客观，实事求是，纯属自然科学。

二、制药思想

在制药方面，《金匮要略》有制备汤剂、丸剂、散剂、膏剂、洗剂等多种制药技术，从这些技术中，可以看到医圣张仲景的制药思想。本文仅从汤剂的制备，来分析《金匮要略》的制药思想。

1. 溶媒选取　因病制宜

中医临床治病，疗效的优劣，不仅与遣药组方的正确与否关系密切，而煎煮药物方法是否得当也至关重要。张仲景十分注意煎药溶媒的运用与临床疗效的内在关系。不同的煎药溶媒因其性质差异，而具有不同的临床作用。

（1）水类溶媒

《金匮要略》中使用最广泛的溶媒是水。水本身确实是一种优良而价廉的溶媒，除少数生物碱、高级醇和油脂外，一般植物成分差不多都能在水中溶解。在水这一溶媒的使用中，张仲景除运用一般的常用水（如井水或其他洁净水）外，还根据病情需要，选择泉水、甘澜水、浆水等。

泉水

甘平无毒，《本草纲目》谓其主治霍乱烦闷、呕吐、转筋等。《金匮要略》百合病的病位为百脉皆病，难统一经，病机为心肺阴虚内热，而泉水功能养阴生津，安和五脏。故治疗百合病的百合地黄汤、百合知母汤、滑石代赭汤、百合鸡子汤皆用泉水为煎药溶媒，取泉水下热气、利小便，与方中药物共奏润养心肺、凉血清热之效，使阴复热退，百脉调和，病可自愈。

甘澜水

又名劳水。即将流之千里的河水，反复扬之千遍，然后取用。水本性寒而属阴，主静，流之千里，禀受外界阳气，又扬之千遍，使其由静转为静中有动，阴中有阳，《本草纲目》谓其主治"伤寒欲作奔豚"。甘澜水有阴之体而兼具阳之性，《金匮要略》治疗寒水内盛、欲作奔豚的苓桂甘枣汤取此水煎药，旨在加强原方疗效，去其水寒阴凝之性，温阳利水而无助水恋邪之弊。

浆水

《本草纲目》："炊粟米热，投冷水中，浸五六日，味酢，生白花，色类浆，故名……调中引气，宣和强力，通关开胃止渴，霍乱泄利，消宿食……利小便。"《金匮要略》治干呕、吐逆、吐涎沫的半夏干姜散，用浆水煎煮，取其调中引气、消食和胃之功，以助原方健脾化饮止呕，正如尤在泾在《金匮要略心典》中说："浆水甘酸调中引气，止呕吐哕也。"另外治脚气冲心的矾石汤，用浆水煎药三五沸，浸脚，取其甘酸性凉，下行善走之性，以助矾石之功。

（2）特殊溶媒

《金匮要略》方中除以水作药物的一般溶媒外，还根据病情的需要，以及药物溶解度的差异、所需溶媒的不同等情况，而运用一些特殊的溶媒。

蜜

《金匮要略》以蜂蜜作溶媒，多用其煎煮乌头，如乌头汤、乌头煎、乌头桂枝汤诸方。蜂蜜煎乌头，一取其解毒之功，缓和乌头毒性；二取蜂蜜甘缓之性，缓和乌头药性，留恋药力，使之缓缓发挥作用，除却沉寒痼冷。至于蜂蜜煎煮乌头和水煎乌头，提取的化学成分有何不同，迄今还没有看到文献报道，这是应该予以注意的。

大半夏汤用蜂蜜煎煮，则以白蜜一升，水一斗二升，扬之二百四十遍，使水蜜充分混合均匀后煎药。以蜜为溶媒煎药，此属最早的糖浆制剂。该方煎煮，加用蜂蜜，既取其解毒之力，亦取其缓急之性，使半夏沉降得以节制，无矫枉过正之弊。研究表明，糖类食物可以间接地影响大脑神经介质的生成与传递，从而降低大脑对疼痛的感觉性，故摄食较多的糖类可以缓解中等强度的疼痛，这说明糖类药物和食物有提高机体痛阈的作用。

酒

酒味辛、甘、苦，性温，有通血脉，御寒气，行药势之功。所以酒既是溶媒，也是药物。张仲景用酒煎药者，有两种情况，一是用纯酒，一是水酒混合煎。如瓜蒌薤白白酒汤、瓜蒌薤白半夏汤、下瘀血汤、红蓝花酒纯用酒煎，胶艾汤则以水和清酒共煎。白酒、清酒，或但言酒者，虽非现今的白酒，但其皆含有一定量的乙醇。从《金匮要略》用酒煎药的处方中可以看出，治疗胸痹病或妇科血分病可以用酒煎药，或引药上行胸中，或引药入于血分。笔者结合《外科正宗》用药经验，临证用中药汤剂治疗皮肤病如荨麻疹、白癜风，妇科月经不调病，以及胸痹病，往往嘱患者煎药时加入少量白酒或黄酒，以助药力。

醋

古称酢、醯，俗称米醋。传统的甜酒、浊酒，由于浓度低，易于酸败而成醋，故又有苦酒之称。醋的性味苦温，能散瘀、止血、理气、止痛，可引药入足厥阴肝经。如苦酒汤用治咽喉生疮，即取其消肿敛疮之意。而芪芍桂酒汤用治黄汗，以苦酒煎煮，则能增强清泄营中郁热的作用。乌梅丸以苦酒渍乌梅，既能增强乌梅之酸性，使蛔虫得酸则静，又可引药入经，直达病所。现代研究证实，醋是良好的有机溶媒，能使药物中所含的游离生物碱等成分发生变化，增强溶解度，提高药物的治疗效果。

马通汁

即马的粪便之汁，《本草纲目》谓其性味微温、无毒，功能止渴、止吐血下血、鼻衄、金疮出血、妇人崩中等。《金匮要略》用马通汁与水共煎柏叶汤，以治疗虚寒性吐血不止。马通汁来自广肠，入于阳明，又能止血，用此作溶媒，不但可以帮助原方止血之功，又能引领全方入走中焦脾胃，且味厚重着下行，能阻止血液上涌之势。仲师用药，深奥精当。

2. 汤剂浓度　因药有别

汤剂浓度是指每毫升药液中所含生药的克数言，汤剂中的生药克数越多汤剂浓度越大，反之越小。汤药的浓度不同，服用同样体积的药液，而食入的药量是不同的，其作用也应该有差别。医圣张仲景早已注意到此，并在处方的煎煮时给予后人以引导。统计《金匮要略》中药汤剂的煎煮浓度，统计时只选用全方有明确重量（两、斤等）的处方，对于处方中含有拟量（如鸡子大一枚）药物、容量（升）药物、长度（尺）药物等的处方，因其重量不明，不在统计之列，共计23首处方，其煎煮浓度详见表1。

表1 《金匮要略》方剂药液浓度

方名	药物重量（两）	药液（升）	药液浓度（g/mL）
甘草麻黄汤	6	3	15%
红蓝花酒	1	0.5	15%

方名	药物重量（两）	药液（升）	药液浓度（g/mL）
猪苓汤	5	2	18.8%
桔梗汤	3	1	22.5%
甘草粉蜜汤	7	2	26.3%
芪芍桂酒汤	11	3	27.5%
甘草干姜汤	6	1.5	30%
人参汤	12	3	30%
甘姜苓术汤	12	3	30%
苓桂术甘汤	12	3	30%
泻心汤	4	1	30%
橘皮汤	12	3	30%
大黄甘草汤	5	1	37.5%
白头翁汤	11	2	41.3%
白头翁加甘草阿胶汤	15	2.5	45%
狼牙汤	3	0.5	45%
紫参汤	11	1.5	55%
胶艾汤	22	3	55%
茯苓泽泻汤	23	3	57.5%
当归生姜羊肉汤	24	3	60%
大黄甘遂汤	8	1	60%
防己茯苓汤	17	2	63.8%
橘枳姜汤	27	2	101%

注：表中一两折合现今 15g，一升折合 200mL。

从表中数据可以看出，药液浓度小者（30%以下），其处方主要走上焦、达肌表，如甘草麻黄汤发散水气，桔梗汤主治肺痈；或其处方具有流动之性，如猪苓汤用于水肿而脉浮者，红蓝花酒能活血止痛等。而药液浓度大者（50%以上），其处方偏于走下焦，如胶艾汤治疗妇科下血，当归生姜羊肉汤治疗腹痛，大黄甘遂汤治疗水血互结小腹，防己茯苓汤利水消肿等。但是有些处方的浓度，实难理解，如治疗上焦病胸痹短气的橘枳姜汤，其药物浓度居然为101%，为全书之最，有待进一步研究。

从表中还可以看出，《金匮要略》汤剂的浓度，在20%～60%之间的有18首，占78%，提示当今煎煮中药，其药液的生药浓度可以考虑在这个范围之内。

由于《金匮要略》方药的煎煮，药物浓度的规律性不是很明显，所以笔者临证嘱患者煎煮中药，多遵循《备急千金要方》的煎药法度。《备急千金要方·卷一·序例》："凡煮汤，用微火令小沸，其水数依方多少。大略二十两药用水一斗，煮取四升，以此为率。"唐代一两约37.3g，一升594mL，按照孙真人的煎药比率，二十两计746g，四升约2376mL，药液浓度约为31%（g/mL）。依此类推，若一剂药总量为200g左右（目前常见的处方量），则加水应为1500mL左右，煎取640mL左右，分三次服，每次210mL，这是可行的。

3. 煎煮时间　参病酌药

煎煮时间，《金匮要略》并非以煎煮的时间刻度表示，而是以溶媒煎煮前后的体积变化体现的，如加水九升，煎取三升等。清代医家徐大椿《医学源流论·卷上·煎药法论》："煎药之法，最宜深究。药之效不效，全在乎此。"医圣张仲景在《金匮要略》中对中药煎煮程度的要求很严格。该书煎煮最轻的处方是甘姜苓术汤，煎取的药液量为原加水量（溶媒量）的75%（加水四升，煎取三升）；煎煮程度最重的处方是泽漆汤，煎取的药液量为原加水量（溶媒量）的10%（加水五斗，煎煮五升）。我通过对该书105首汤剂煎煮程度的归纳，将其分为轻煎、中煎、浓煎三个等级。

（1）轻煎

煎出的药液量（升）占加水量（升）的51%～75%，这类处方煎煮时间短，煎煮程度轻，《金匮要略》中轻煎的方药有8首。通过对该8首方剂分析可知，治疗上焦病的方药应轻煎，如治疗妇人咽中有炙脔的半夏厚朴汤（57.1%）。发越水气的方药轻煎，如治疗水气病的甘草麻黄汤（60%）以及治疗水饮的枳术汤（60%）。治腰中寒湿的方药轻煎，如甘姜苓术汤（75%），该方主治衣里冷湿、腹中和、饮食如故的里和而外湿之肾着病，其病位在肌表，轻煎以发散腰中冷湿；以蜂蜜为溶媒的汤剂，久煎则药液稠厚粘锅，故轻煎之，如大乌头煎（66.7%）、甘草粉蜜汤（66.7%）。至于吴茱萸汤（60%）、抵挡汤（60%）何以轻煎，还待研究。

（2）中煎

煎出的药液量占加水量的30%～50%，《金匮要略》中共有73首方：葛根汤（30%），桂枝加桂汤（30%），半夏泻心汤（30%），小青龙汤（30%），甘草泻心汤（30%），黄芩加半夏汤（30%），橘皮竹茹汤（30%），小承气汤（30%），紫参汤（30%），温经汤（30%），甘遂半夏汤（32%），瓜蒌桂枝汤（33%），桂枝附子汤（33%），白术附子汤（33%），乌头汤（33%），黄芪桂枝五物汤（33%），桔梗汤（33%），葶苈大枣泻肺汤（33%），大青龙汤（33%），防己茯苓汤（33%），木防己汤（33%），木防己加石膏汤（33%），旋覆花汤（33.3%），栀子大黄汤（33.3%），文蛤汤（33.3%），大黄甘草汤（33.3%），排脓汤（33.3%），大黄甘遂汤（33.3%），麻黄附子汤（35.7%），白头翁加甘草阿胶汤（35.7%），百合知母汤（37.5%），滑石代赭石汤（37.5%），酸枣仁汤（37.5%），人参汤（37.5%），大建中汤（37.5%），当归生姜羊肉汤

（37.5%），桂苓五味甘草汤（37.5%），苓甘五味姜辛汤（37.5%），苓甘五味姜辛夏汤（37.5%），苓甘五味姜辛夏杏汤（37.5%），苓甘五味姜辛夏杏大黄汤（37.5%），芪芍桂酒汤（37.5%），桂枝加黄芪汤（37.5%），黄土汤（37.5%），生姜半夏汤（37.5%），栀子豉汤（37.5%），胶艾汤（37.5%），瓜蒌薤白半夏汤（40%），枳实薤白桂枝汤（40%），厚朴七物汤（40%），大黄附子汤（40%），厚朴大黄汤（40%），四逆汤（40%），通脉四逆汤（40%），百合鸡子黄汤（50%），桂枝龙骨牡蛎汤（42%），小建中汤（42%），桂枝汤（42.9%），乌头桂枝汤（42%），橘皮汤（42.9%），甘草附子汤（50%），一物瓜蒂汤（50%），甘草干姜汤（50%），麦门冬汤（50%），越婢加半夏汤（50%），小青龙加石膏汤（50%），桂枝生姜枳实汤（50%），苓桂术甘汤（50%），泽泻汤（50%），猪苓汤（50%），越婢汤（50%），茵陈蒿汤（50%），甘麦大枣汤（50%），红蓝花酒（50%）。

从中煎方药在《金匮要略》占据70%的比例看，大多数中药的煎煮，应该以此为准，即煎出的药液量为加水量的30%～50%，此乃仲景圣法。

（3）浓煎

煎出的药液量占加水量的10%～29%，《金匮要略》中共有24首方。浓煎方药，煎煮时间长，药性多下行为主，如利水止咳的泽漆汤（10%），攻除胃肠实邪的大黄硝石汤（16.7%）、大黄牡丹皮汤（16.7%）、大承气汤（20%）、厚朴三物汤（25%）、大柴胡汤（25%）、白头翁汤（28.9%）等浓煎，取其通利二便。降逆气的方药浓煎，如降逆止呕的小半夏汤（21.4%）、小半夏加茯苓汤（21.4%）、大半夏汤（28%），肃降肺气以止咳平喘的射干麻黄汤（25%）、厚朴麻黄汤（25%），降奔豚之气的奔豚汤（25%），降逆除烦之竹叶汤（25%），治虚寒吐血的柏叶汤（16.7%）等方药皆浓煎，取久煎以降下逆气，改善病机上逆之势。病在下焦者浓煎，如治疗男子失精的桂枝加龙骨牡蛎救逆汤（25%）久煎。外用方药欲取其高浓度者，浓煎之，如治疗妇人阴中蚀疮烂的狼牙汤（12.5%）等。另外一些处方为什么浓煎，尚待进一步分析，如治疗胸痹的茯苓杏仁汤（20%）、瓜蒌薤白白酒汤（28%），治疗里水的麻黄加术汤（27.8%），治疗阳毒的升麻鳖甲汤（25%），治疗少阳病的小柴胡汤（25%），治疗历节病的桂枝芍药知母汤（28.9%），治疗气分病的桂枝去芍药加麻黄细辛附子汤（28.9%）等。

医圣张仲景的这种煎药法度，不仅对于中医临证用药具有重要的指导意义，对于当今中药药剂学研究也给予了重要的启示。

4. 特殊药物，特殊煎法

（1）先煎

《金匮要略》中需久煎的药物，或为药性峻猛、有毒之品，或久煎以提高药液浓度，一般药力缓和持久之方采用先煎。如酸枣仁汤"以水八升，煮酸枣仁，得六升，内诸药"，因酸枣仁系果仁，须久煎才能使有效成分充分溶出，故先煎；麻黄汤类方中的麻黄"先煮麻黄，减二升"，可降低麻黄引逆气上行、发散力猛以及发越肾气等副作用；茵陈蒿汤"以水一斗，先煮茵陈，减六升，内二味"，是因为茵陈在春初时采收，具有升发性能，其性味苦淡，先煎可以去其升发之性，取苦淡下行之功以导湿热自小便而去；苓桂甘枣汤中茯苓先煎，是因为茯苓质硬，先煎则有助于增强利水渗湿的作用。

今人多将矿物药、贝壳类药先煎，希望其有效成分充分溶出，但在《金匮要略》一书中，没有看到生石膏、龙骨、牡蛎、代赭石等药物先煎的记载。如生石膏一药，汤剂中共9次使用，即白虎加人参汤、白虎加桂枝汤、厚朴麻黄汤、小青龙加石膏汤、越婢汤、越婢加术汤、越婢加半夏汤、大青龙汤、木防己汤等，无一首处方要求先煎石膏的，可见石膏入药未必需要先煎。据此，笔者在临证时于汤剂中用生石膏，一般情况下，从仲景药法，不要求先煎。

《金匮要略》中另有治疗"欲作刚痉"的葛根汤，其中葛根先煎，而奔豚汤中的葛根则不要求先煎，其理尚待探讨。

（2）后下

《金匮要略》对于有效成分受热易于挥发，或煎煮时间长药效降低的药物，采用了后下的方法。如厚朴三物汤中的大黄，若不后下，其具有泻下作用的成分易因其煎煮时间过长而分解，降低药效而达不到预期疗效。

需要注意的是，治疗胸痹病的枳实薤白桂枝汤中的瓜蒌、薤白、桂枝后下。原方由枳实、厚朴、瓜蒌、薤白、桂枝组成，其煎服法云："以水五升，先煮枳实、厚朴，取二升，去滓，内诸药，煮数沸，分温三服。"仲景使用瓜蒌治疗胸痹病，要么加酒煎煮（藉酒之升提之性升达胸中），要么后下（取其轻煎，其性如羽，作用于胸中）。相反的，治疗小结胸病的小陷胸汤用瓜蒌则要求先煎（取其久煎沉降之性，达于中焦）。关于薤白的使用，在治疗胸痹病方面，与瓜蒌煎煮方法相同，或加酒煎煮，或后下，但在《伤寒论》四逆散的加减法中云其先煎，先煎即相对其他药物言，是煎煮时间长，薤白先煎则去其升散之性，取其久煎沉降之功，达于大肠以治疗泄利下重。笔者于临证使用瓜蒌和薤白，根据使用目的不同，常常师习仲景这种用药方法，取效较为理想。

（3）包煎

对于矿物类药打成粉末或其他体积细小易浮于水面之药，与群药共煎，不利于煎煮和服用，则《金匮要略》采用包煎的方法，如滑石代赭石汤中的滑石、代赭石均包煎。但值得注意的是，粉末状药物蒲灰散则没有要求包煎，其缘由待今后进一步探讨。《金匮要略》用药，变化难极。

（4）烊化与对入

胶类药，质地黏，与群药共煎则易于粘裹其他饮片，影响其有效成分的煎出，或易沉于锅底，致令煎煳，妨碍全方药性。再者，此类药经水易溶，无需煎煮，故于温热药液中烊化即可；如胶艾汤中阿胶采用烊化方法。至于兑入者，则是入水则化的药物，或者液体性药物，均不需煎煮，待他药煎成后直接兑入即可，如大承气汤之芒硝、甘草粉蜜汤之蜂蜜、百合鸡子黄汤之鸡子黄等，均兑入药液中服用。

（5）分煎与合和

《金匮要略》的一些汤药，采用分别煎煮，再合煎服用，如百合知母汤中百合、知母分而煎之再合煎，乌头汤中乌头用蜂蜜煎煮，芍药、黄芪、甘草用水煎，然后混合共煎等。这种先分煎而后合煎的方式，对有效成分及药效会产生怎样不同的影响，成了我们今后研究的课题。

（6）去渣再煎

在《金匮要略》中，对于柴胡类方、泻心汤类方等方剂，仲景采用了去渣再煎的方法。这类方剂属于调和寒热、调理枢纽的和解剂。柴胡类方主治表里枢机不利的少阳病之寒热往来等，泻心汤类方主治内外枢机不利的寒热错杂痞证。中医认为，有形为阴，无形为阳。饮片相对于药液是有形的，药液相对于饮片是无形的，浓缩后的药液相对于浓缩前的药液是有形的，这两类方初煎时，使饮片之有形（阴）化为汤液之无形（阳），去渣再煎，则又使汤液之无形（阳）化为浓缩液之有形（阴），从而达到从阴化阳、又从阳化阴之妙谛，故能够调和阴阳寒热，治疗表里枢机不利或上下枢机不利的寒热失调病证。

（7）煎汤代水

仲景将某些药物先煎取汁，再以此汁煎煮它药，今谓之煎汤代水。如葶苈大枣泻肺汤，"先以水三升，煮枣，取二升，去枣，内葶苈，煮取一升，顿服"。该方用大枣煎汤代水煎煮葶苈子，可以缓和葶苈子峻猛之力，防止其泻肺实时损伤正气，使其泻而不伤正。又如厚朴麻黄汤先煮小麦为汤，以此汤再煎厚朴、麻黄等药。小麦为心之谷，具有清心除烦作用，取小麦水来煎煮厚朴麻黄汤其他药物，可以清心、宁心，使清火以保肺金，从而有利于肺病"咳而脉浮"的治疗；另一方面，小麦性润，可缓朴、黄之燥性。

从上可见，医圣张仲景在煎药方法方面，要求严格，有一般又有特殊，能够根据病证治疗所需，根据药性之异，灵活变通，给后世开辟了重视煎药的先河，为我们在提高中医临床用药疗效和中药制剂现代研究方面提供了宝贵的经验与资料，值得我们学习、借鉴和发扬。

三、服药思想

中药服用方法是中医治疗学中的一个重要组成部分，在《金匮要略》中可以看到仲景很讲究服药的方法。徐大椿在《医学源流论·卷上·服药法论》中曰："病之愈不愈，不但方必中病，方虽中病，而服之不得其法，则非特无功，而反有害，此不可不知也。"可见重视服药法亦是提高中医临床疗效的一个重要环节。本文探讨了《金匮要略》中的服药次数、服用剂量以及药后护理内容，希望为临证用药提供有益参考。

1. 服药次数，顺应药性

本文系统研究了《金匮要略》中方药的服药次数。仲景因病制方用药，服药次数乃视病情及所用药物而定。纵观《金匮要略》前二十二篇内的汤药方剂，除去附方、外治方、有方无药、有药不全方、未言明服药次数方，共有 110 方。分析统计这 110 方，多数方药的服药次数是每日服三次，共 58 首方，占 52.7%。可见，中药汤剂内服，为使药性相续（维持有效血药浓度），一日应该服用三次，这是常规。除此之外，仲景还根据治疗病证和药性之不同，也采用顿服、日服一次、两次、四次，甚至十次者，分析之，各有其理。

（1）顿服

为将煮成药液一次尽服。《金匮要略》顿服汤剂有 9 首方，占汤剂 8.2%。这 9 首方剂是：升麻鳖甲汤、一物瓜蒂汤、葶苈大枣泻肺汤、旋覆花汤、甘遂半夏汤、大黄硝石汤、泻心汤、大黄牡丹皮汤、大黄甘遂汤。这些方剂所治病证皆为实证，且多数病情较重，病势较急。从处方药性看，这类处方的药性多数峻猛，易伤正气，顿服则直捣病邪之巢穴，属于高效方药，连续服用则可能损伤正气，故顿服之，然后视病情考虑是否继续服用。

（2）日服一次

《金匮要略》中明确指出日服一次者，仅有 2 首方，即十枣汤、大乌头煎。十枣汤强调："强人服一钱匕，羸人服半钱，平旦温服之；不下者，明日更加半钱。"提示有三点：一为药性猛烈；二为只能在"平旦"服，因为此时阴气未动，阳气未散，可以攻有过之邪而不伤正；三为试服加量之法。大乌头煎方后强调："不差，明日更服，不可一日再服。"此二方皆为攻邪峻剂，因其有毒，故特强调之，不可一日连续服用，恐损正气。

（3）日服两次

《金匮要略》中汤剂明言"日二服"、"再服"者共 21 方，占汤剂的 19.1%。日服两次的方药可分为四类：一为攻除实热的方药，如大承气汤、小承气汤、厚朴大黄汤、大黄甘草汤、栀子大黄汤、白头翁汤等。二为散寒回阳的方药，如四逆汤、通脉四逆汤、乌头汤、大建中汤、柏叶汤、黄土汤等。三为治疗痰饮的方药，如小半夏汤、小半夏加茯苓汤、泽泻汤等。治疗痰饮的方剂日服两次，若服用次数多则增水湿、助痰饮。四为治疗百合病的方药，如百合地黄汤、百合知母汤、百合鸡子黄汤等。百合病疗程长，为减少服药之烦，日服两次，缓缓取效。

（4）日服四次

多为日服三次，夜服一次，一日夜共计四次，《金匮要略》中汤剂共有4方。这种服法，相当于频服，治疗咽喉部病变的方药，仲景要求日服四次，希望药物首先在局部发挥作用，如治疗咽喉不利的麦门冬汤、治疗咽中如有炙脔的半夏厚朴汤即此。此外治疗奔豚病的奔豚汤，治疗痰饮所致的"彻心中愦愦然无奈"的生姜半夏汤也是日服四次，这种服法的用意尚待深入研究。

（5）日服十次

《金匮要略》中要求日夜服十次的处方，仅泽漆汤一方，云："煮取五升，温服五合，至夜服尽。"此为频服法。本方所治之证为邪实而正虚者，不攻积水则咳不止，攻之又恐伤正，故频服渐进，涤水饮、扶正气，止咳嗽。

（6）不拘次数

即根据服药后病证变化情况决定停服或再服的服药方法。这类服法有两种情况：一为中病止服。如甘草麻黄汤，作"三升，服一升，得汗止服"；又如桃花汤，"若一服愈，余勿服"。二为观效以服，即根据服药后的证情变化及药性反应来决定再服药的次数、时间间隔、药量增减等。如治疗寒气厥逆的赤丸，"先食酒饮下三丸，日再夜一服，不知，稍增之，以知为度"，这是根据药后反应确定是否继续服药的，已经不再以服药次数为定规了。

综上所述，《金匮要略》的服药次数，重点根据药性及用药目的来决定，常规为日服三次。若用药攻邪救危，为集中药力，可日服两次；长期服药或病轻者，为减服药之繁琐，亦多取日服两次。邪重病急，欲取高效、速效则顿服。并注意服药后之病证变化及药物反应，并决定止服或再进。仲景灵活多变的药法，对指导今天的用药，仍很有现实意义。

2. 服药剂量，据证因药

徐大椿在《医学源流论·卷上·服药法论》中说："服药之法……宜多宜少，宜早宜晚，宜饱宜饥……此皆一定之至理，深思其义，必有得于心也。"《金匮要略》中汤剂的服用剂量，既有原则而又灵活，既有一般又有特殊。本文研究了全书107首有明确服用剂量的汤剂，其中63首方是每次服用一升（约今之200mL），占59%。提示中药汤剂的适宜服用量一般应为200mL，但对于特殊药物，以及治疗特殊病证的方药，医圣张仲景则对服用剂量另作要求。本文以每次服用一升（200mL）为常量，以此为基准，另将《金匮要略》中的其他服药剂量分为较小剂量、小剂量、超小剂量和大剂量四类，进行分析、研究。

（1）较小剂量服用

每次服七合至八合（140～160mL）。《金匮要略》中有23首，占汤剂的21%。详见表2。

表2 《金匮要略》较小剂量服用的汤剂

方名	服药量	主治病证
百合知母汤	七合	百合病
百合地黄汤	七合	百合病

续表

方名	服药量	主治病证
滑石代赭石汤	七合	百合病
桂枝芍药知母汤	七合	风寒湿历节病
乌头汤	七合	寒湿历节病
枳实薤白桂枝汤	七合	胸痹
大建中汤	七合	虚寒腹痛
大黄附子汤	七合	寒实便秘
当归生姜羊肉汤	七合	血虚而寒腹痛
小半夏加茯苓汤	七合	痰饮心悸
猪苓汤	七合	蓄水证
防己茯苓汤	七合	皮水
桂枝去芍药加麻黄细辛附子汤	七合	气分病
桃花汤	七合	阳虚下利
紫参汤	七合	下利肺痛
甘草干姜汤	七合五	虚寒肺痿
麻黄加术汤	八合	寒湿身痛
厚朴七物汤	八合	腹满
甘遂半夏汤	八合	留饮
麻黄附子汤	八合	阳虚水气病
茯苓泽泻汤	八合	胃反
竹叶汤	八合	阳虚喘证
白头翁加甘草阿胶汤	八合	血虚下利

　　每次服用七八合药液，其服用剂量相对较小。从上表可知，《金匮要略》每次服用七八合的方药大致可归为三类：一是治疗痰饮病、水气病的

方药，一次服用量大，恐助水湿之邪，故宜小量服之。二是含有毒中药如附子等的方药，多量服用，恐发生毒副反应。三是治疗慢性病证，病程长、疗程长者，如治疗百合病的方药，以及当归生姜羊肉汤等，每次少量服之，缓缓图功。

（2）小剂量服用

每次服四合至六合（80 ~ 120mL）。《金匮要略》中有 18 首方，占汤剂的 17%。详见表 3。

表 3　《金匮要略》小剂量服用的汤剂

方名	服药量	主治病证
生姜半夏汤	四合	痰饮呕吐
一物瓜蒂汤	五合	太阳中暍
泽漆汤	五合	咳嗽脉沉
桔梗汤	五合	肺痈
大乌头汤	五合	寒疝腹痛
泽泻汤	五合	痰饮眩晕
苓甘五味姜辛汤	五合	寒饮咳嗽
苓甘五味姜辛夏汤	五合	寒饮咳嗽
苓甘五味姜辛夏杏汤	五合	寒饮咳嗽形肿
苓甘五味姜辛夏杏大黄汤	五合	寒饮咳嗽面赤
柏叶汤	五合	虚寒吐血
小半夏汤	五合	痰饮呕吐
大黄甘草汤	五合	实热呕吐
栀子豉汤	五合	膈热虚烦
排脓汤	五合	疮痈

方名	服药量	主治病证
小承气汤	六合	热结便秘
四逆汤	六合	虚寒呕利证
通脉四逆汤	六合	虚寒下利证

从上述可知，《金匮要略》在每次服药剂量方面，依据病证和药性而定。就病性言，治疗痰饮病的方剂，不仅服药次数不宜多，剂量也应当小，以免多服汤液而助饮邪。就病势言，治疗呕吐、肺痈吐脓血、吐血等病势向上的方剂，大量服用则药性偏于下行，与《金匮要略》"病人欲吐者，不可下之"之训相悖，故应该小剂量服用，药性要针对病机，药量应不违病势。就病位言，治疗胸、肺的病证，宜小剂量服用，量大恐药过病所。就药物性质言，含有毒的药物，宜小剂量服药，以防陡然大量服用导致不良反应。

（3）超小剂量服用

每次服二合至三合（40 ~ 60mL）。《金匮要略》中有2首，即红蓝花酒和白术附子汤。前方以酒为溶媒，妇女服用时不宜大量，故每次服用二合半（50mL）。后方服后出现"身痹"的反应，若大量服用恐有严重不良反应的发生，故每次服用三合（60mL）。

（4）大剂量服用

每次服用一升半（300mL）。《金匮要略》中只有治疗虚寒便血的黄土汤一首方，大量服用，直趋大肠，且因土性敦厚，可厚肠胃，不伤中气，故可以大剂量服用。

可以看出，医圣张仲景对药物的服用剂量调整，既考虑病证所需，又照顾药性之异，紧扣病机，把握药性，间不容发。对于当今临床中药的服用方法，确有很重要的指导价值。

3. 服药护理，助效抑偏

服药后的正确护理，可以增助处方疗效，也可以减轻处方偏性造成的不良反应。《金匮要略》一书，不仅创立了中医辨证论治的方法，记载了许多行之有效的方剂，而且十分重视辨证施护，尤其对病人服药后的护理论述得十分具体，为中医护理理论开创了先例。

（1）发汗方药的药后护理

《金匮要略》的发汗方药，有的发汗力强，有的发汗力弱。发汗力强者需用止汗的方法护理，发汗不及的方药需用助汗的方法护理，达到既发汗祛邪，又不伤正气。可见护理在促使方药发挥作用方面也有着举足轻重的功用。

①发汗不及方药的服后护理方法

一是饮热水或热粥以助汗源，如五苓散服药后"多饮暖水，汗出愈"，瓜蒌桂枝汤"分温三服，微取汗，汗不出，食顷，啜热粥发之"，桂枝汤"服已须臾，啜稀粥一升，以助药力，温覆令一时许，遍身絷絷微似汗出"等。二是温覆助汗，如麻黄加术汤"覆取微似汗"，防己黄芪汤"服后当如虫行皮中，从腰以下如冰，后坐被上，又以一被绕腰以下，温令微汗，差"等。

②发汗太过方药的服后护理方法

主要是止汗，以防汗多伤阳，如治疗溢饮病的大青龙汤，其发汗力强，故方后云"温服一升，取微似汗，汗出多者，温粉粉之"。中药发汗，取微似汗出，邪去而正不伤，若大汗淋漓，正气受损而病难已。通过正确护理，以抑制大青龙汤发汗太过的偏性。

发汗药服后，汗出则腠理疏松，应避免当风，防止风邪乘虚而入。如治疗风湿的麻黄杏仁薏苡甘草汤"温服，有微汗，避风"。发汗中药，汗后避风，防止复感，具有重要的临床指导意义。

（2）峻下逐水方药的药后护理

峻下逐水方药药性峻猛，损伤肠胃，故药后不可急于进食生冷等食物，妨碍受伤之胃气复常，需要食米粥调养。如治疗悬饮的十枣汤，"得快下后，糜粥自养"，糜粥是煮至极烂的粥，可以益胃健脾，是调养脾胃的佳品。

此外安蛔药乌梅丸，药后"禁生冷滑臭等"，防止干扰药性；治疗百合病口渴的百合洗方，"洗已，食煮饼，勿以盐豉也"，防止咸味凝水而不上潮，不利口渴之治疗；治疗大风四肢烦重的侯氏黑散，"常宜冷食，六十日止，即药积在腹中不下也。热食即下矣，冷食自能助药力"，其理深奥；对于有毒中药或药性峻猛的方剂，护理时根据药后反应，决定是否继续服药，如治疗历节病的乌头汤，"服七合，不知，尽服之"，治疗小便不利的瓜蒌瞿麦丸，"饮服三丸，日三服，不知，增至七八丸，以小便利，腹中温为知"，治疗虚寒下利脓血的桃花汤，"若一服愈，余勿服"等。这些都为中医辨证施护、辨药施护开辟了先河。

仲景不仅重视药物治疗，而且非常重视药后的护理，形成了一套完整的药后护理方法，尤其是饮食调护与药物的协同作用，对于疾病的康复与预防保健，有着不可忽视的作用。

医圣张仲景在《伤寒杂病论》自序中说："经络府俞，阴阳会通，玄明幽微，变化难极，自非才高识妙，岂能探其理致哉！"是说中医药学博大精深，玄明幽微，变化难极，平常学识是难得其奥妙的。所以古文化底蕴有限的人，很难探及中医药学的幽微。但张仲景以其圣人的高妙才识，精究方书，探得了中医药学的理致，著成千年生辉的《伤寒杂病论》，并由博返约，深入浅出地将其奥妙表述在《伤寒杂病论》中，我们今天认真学习、研讨和应用仲景的药学思想，以服务于临床则是可能的。

《金匮要略》的用药思想，在遣药方面，科学严谨，客观具体。辨病用药以解决疾病的主要矛盾，辨证用药以解决疾病矛盾的主要方面，辨体质用药以照顾病体之根本，辨脉用药将脉象作为用药的必要条件，辨症用药则将症状作为用药的充分条件，辨药性用药则尽药性之能事，辨方证用药是仲景学术精华，必须认真研讨。

遣药之后，需要制药。仲景制备煎剂，从溶媒选用到煎药时间，均有严格要求。溶媒选择，因病制宜，酌情使用泉水、甘澜水、浆水、蜂蜜、酒、醋等。汤剂浓度，因药而别，一般生药含量为 20% ~ 60% (g/mL)，治疗上焦病的生药含量宜小，治疗下焦病的生药含量宜大。煎煮时间，参病酌药，通常煎煮程度是中煎，即药液为溶媒量的 30% ~ 50%，治疗上焦病的药宜轻煎，即药液浓度为溶媒量的 51% ~ 75%，煎煮时间短；治疗下焦病的药，或取药性下行者宜浓煎，即药液量为溶媒量的 10% ~ 29%，煎煮时间应长。特殊药物，特殊煎法，如先煎、后下、另煎、烊化、包煎、分煎、合煎、去渣再煎等，多与药性相应，以促使药物发挥疗效，降低药物毒副作用，使其安全而有效。

煎药之后，则是服药。《金匮要略》服药思想，有一般有特殊，有原则但也灵活。服药次数，顺应药性，一般为每日三次，但欲取药性攻逐邪实、求高效、速效者宜顿服以集中药力挫病势。病程长，需缓缓图效者，宜日服两次。欲取药性在上焦缓缓发挥作用，治疗上焦病证者宜每日服四次。服药剂量，据证因药，《金匮要略》多数方药要求每次服用一升（200mL），治疗痰饮病的方药宜小量服用，以免药液助水饮，含有毒药的方药宜小量服用，以保证用药安全。药后护理，仲师创立了中医护理的典范，通过护理增强药效，控制不良反应的发生，殊有意义。

　　《金匮要略》乃方书之祖，药物是该书防治疾病的主体，仲师遣药、制药、服药，创立了一整套药学体系，认真学习、研讨之，对于提高中医临床用药疗效和保证安全性以及促进中药现代研究，均具有很高的实用价值和学术价值。